評言社MIL新書

「想像」が「創造」を生む
薬学教育と薬剤師

杉林 堅次
Kenji SUGIBAYASHI

010

評言社

はじめに

18歳人口の激減やわが国が提唱した未来社会Society 5.0への対応を急がねばと考えていた矢先にCOVID-19の世界的蔓延があって、私が担ってきた薬学教育の変革が必要であるとか、薬剤師の役割も変えるべきであるなどの議論が内外ともに増えてきた。「新しい薬学教育」や「新しい薬剤師像」などの言葉を使うのは勇ましいと感じるが、一方で、世の中には「変えたくない、変えるのは怖い」と感じる人々も多い。

このようななかで、それでも「なんとかしなくては」という思いに駆られ、『「想像」が「創造」を生む　薬学教育と薬剤師』なる書籍を上梓することを考えた。

もとより、私は田舎者で、スマートな書き方ができない。そこで、自身が関わってきたこと、関心のある薬学に関することを中心に綴ってみることとしたが、そのためには、なぜこの本を書くことにしたのか、もう少し詳細に読者の皆様に知ってもらう必要があろう。

私がどのような子供時代を過ごし、そしてどうして薬学部に進学することになったのかがわかれば、その後の埼玉県坂戸市にある城西大学での出来事や、今、城西国際大学に異動してどのようなことをしているのかについても、理解しやすくなるのではないか。

そこでまず序章で、自己紹介を兼ねて、故郷のことと大学時代を過ごした富山でのことを簡単に紹介することとした。また、序章に続く本編は6章から構成されている。

第1章では「薬学教育」について書いた。ここでは、主に明治以降の薬学教育の変遷、薬剤師養成課程6年制への移行、薬学教育モデル・コアカリキュラム、最近メディアを賑わせている薬剤師需要減少問題、薬学部4年制学科教育、医療の縦割り教育から「ライフステージ健康学」という横割り教育への移行、実習からはじめる教育方法、そして薬学教育への新たなチャレンジについて示した。本章は特に薬学教育に関係する教員や学生、さらには学生のご両親、保護者の方々などに読んでいただきたい。

第2章は「薬剤師」についてである。6年制へ移行後の薬剤師事情、海外の薬剤師、薬剤師と国際化、学校薬剤師・病院薬剤師の仕事、介護や予防医療と薬剤師、地域に根差す薬剤師、そして今まさに問題になっているワクチン接種への対応について示した。ここでは、薬剤師の「想像力の重要性」について強調したかった。私は今まで薬剤師免許を使って働いたことはないが、卒業生などの活躍を見て、「薬剤師の需要」についての持論がある。薬剤師は決してなくならない、いやなくしてはいけない職業である。

第3章では私がかかわってきた「モノづくり」について述べた。タイトルに「想像」が「創造」を生むと書いたが、薬剤師は、やはり何かを創っていくことも重要であろう。私が創造してきたものは、外用剤、化粧品、アルコール消毒液、美容機器、クスリと相互作用しないハーブティ、独居高齢者を救うペットと一緒に楽しめる食べ物などである。第2章と同様、第3章は特に薬剤師の方々に読んでいただきたい。

第4章では、薬科大学・薬学部に限らず広く「大学や大学院での教育」について思うところを書いた。ここでは、私自身が（学長として）困っていることについて記述し、教職員の意識改革の必要性について示した。いまは学外に目を向けるときであるし、以前にも増して教員と職員の連携、すなわち「教職協働」が必要になった。また、「大学教授は消える仕事」といわれているが、今後どうすればよいのかについて一つの提案をした。

さらに、これからの社会を見据えた大学教育や、偏差値が大学の評価に使えるのかという疑問について持論を示した。また、日本の大学教育のグローバル化の必要性や、大学教育として大変重要なリテラシーとリベラルアーツ教育についても触れた。

加えて、本章の最後には、大学生や大学院生が大学を巣立った後の社会での仕事についての見解を示した。この章は広く大学生や高校生にも読んでもらいたいと思う。

第5章では没頭してきた「私の薬学研究」について、一般の人々にもわかりやすく記述したつもりである。本章の最後には10年、20年、40年後の医薬品や医療を想像し、将来、必要な医薬品などがどのようになるかについても展開してみた。しっかり「創造する」ことは私の研究への情熱が続く限り進めたいと思っている。

最終章(第6章)では大変僭越ではあるが「人としての生き方」について記述した。人はどうしても自分に近い仲間と一緒に生活することになるが、いつもそのようにしているわけにもいかない。

そこで、地域や他分野・他領域の人との交流の必要性や感情をコントロールすることの重要性について書いた。また、人としての生き方においても「想像して創造する」ことの大切さについて示した。私自身は、まだまだ不十分で、「学んでいる途中の学徒のひとり」ではあるが、複雑化してきた現代の多文化共生社会では「無礼になることなく人々と接していく」ことが、特に重要となってきたと感じる。

孔子は『論語』の中で「學びて思わざれば則ち罔《くら》し。思いて學ざれば則ち殆《あやう》し」と述べている。知識や情報を得る、すなわち「想像」するだけでは満足せず、どう応用していくかを自分の頭で考え、「創造」していくことが大切であろう。

本書は、薬学生、薬学部卒業生はもちろん、医療にかかわる人々や高校生、さらには薬学部生のご両親にも一読をお願いしたい。「薬学」は素晴らしい学問であり、「薬剤師」は社会で最も重要な医療職の一つであると感じていただければ、稚拙ながら上梓した甲斐もあろう。

今まさに、読み始めてくださっている皆さんに感謝申し上げたい。

目次

第2章　一大学教員から見た「薬剤師」

第3章　薬学とモノづくり

第5章　研究について

第6章　人としての生き方

序章

私の故郷と大学時代

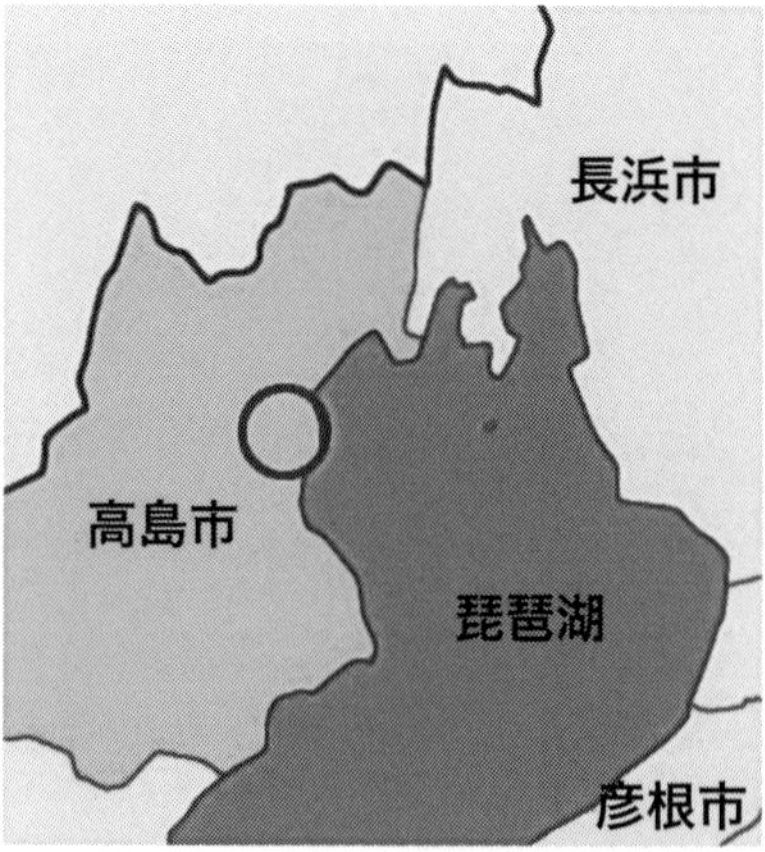

図１　滋賀県高島市と私の小学生時の行動範囲（丸印）

私の故郷は琵琶湖の北西部、高島市にある。私が生を受けたときは川上村といったが、小学校に上がるまでに近隣町村と合併し今津町となり、平成の大合併で高島市になった（図1の地図参照）。高島市の面積は滋賀県内最大となったが、人口は少ない。しかし、私は戦後のベビーブーマーの最後になる時期（1951年）に生まれたので、田舎でも当時、子供の数は少なくなかった（同年の日本全国の出生数は214万人。2020年は87万人）。

このようなところであったから、子供の頃、歩いていけるところには本屋はなかった。そのぶん、野山を走り回って育った。自宅にはカギをかけなかったと思う。当時は近所に高齢者は少なかった。農家が多く、ほとんどの人が働いていた。子供だったので気づかなかったが、今でいう「スローライフ」が可能な土地であった。

祖父、祖母は小学校に上がるまでに他界し、小学5、6年生の時には母親が結核で長期入院したので、両親だけでなく、近所の方々にも育ててもらったと記憶している。こういう状況でも弱音を吐かなかったと両親は言っていたが、本当はすごく寂しかったし、その裏返しで母の言うことだけは必ず守ろうとしていた。うまくいかないことを愚痴ったり、友達の悪口などを言ったりすると必ず母に叱られた。今は亡き母の素晴らしい倫理観には、感謝しかない。一方で、父は思い切ったことができない人だったが、近江商人の生き方よろしくクスリ（注1）を扱う仕事に没頭し、周りの人以上に精を出していた。仕事を中心に生きた人であったので、亡くなるまでやりがいのある仕事に恵まれていたのはよかったと思う。

私は、当然のように、小学校から高校までは自宅から最も近いところに通った。出身高校は高島高等学校という。ここは、一応旧制今津中学と江戸時代の陽明学者で近江聖人と称えられた中江藤樹の建学の精神を残した藤樹高等女学校を前身としているが、田舎なのでいわゆる受験校ではない。中学生や高校生の頃は、「長男は都会や大学には行かず地元に残るが、私は次男なので家を出て何かをしなければならない」と思っていた。高校に入ってからも、大学に行く必要があるのかどうか考えていた（私の大学入学年の全国大学進学率は17・1％）。宿題などは、授業の空き時間に学校でサッサとやることにして、自宅に持ち帰らないようにしていた。

こんな環境だったので、（周りには懸命に頑張っていた人もいたのだろうが）私は、受験勉強には真剣に取り組まなかった（高校2、3年の担任をしていただいた西川義和先生に何度も注意されていたのにやらなかった。申し訳なかったと反省している）。よいのか悪いのかわからないが、塾はもちろん習い事を経験したことはない。中学生や高校生の頃は、時間をかけてしっかりと理解すべき数学や日常の勉強が重要な英語については適当にやり過ごしていたので、得意とはいえなかった。

一方で、住んだことのない場所や時代を想像できる地理や歴史は好きだった。当時「偏差値」などという言葉があったのか覚えていないが、「同じくらいの成績の上級生が進学するような大学なら合格する」と思っていた。『蛍雪時代』があるのは知っていても、じっくり読んだこともなかったので、大学にいろんな学部があることも知らなかった。父は経済学部に入学させたかったようだったが、父への淡い反発があったのと並行して父の仕事をじっくり見ていたこともあって、しっかり検討することもなく薬学部を受験することにした。薬学部が理系であるか文系であるかとも真面目に考えていなかったので、今から考えるとこのいい加減さには、びっくりする。

大学に入学（なんとか富山大学薬学部に合格）してから、子供時代の私は、他の同級生より10年も20年も昔の時代のような環境で暮らしていたのだと自覚することが何度もあった。今テレビドラマなどで見るような、大正や昭和初期頃のイメージの中で過ごしていたと思う。母が入院するまでは、寝る時は寝巻きだったし、風呂は薪を使って沸かしていた。当時はまだ琵琶湖の西岸を走る現在のＪＲ湖西線《こせい》は通っていなかったし、高校までは内弁慶で、あまり外交的ではなかったことも、田舎で旧態依然とした生活をしていた原因なのかもしれない。もちろんずっとそのような生活をしていたのではなく、中学生の頃には実家の建て直しもあって、１９６０年代という時代に合った生活に一気に変わっていった（現在実家は再度立て直したものになっている）。懐かしい故郷であるが、富山に行ってからは実家暮らしをしていない。

今はコロナ禍もあり、しばらく帰郷していないが、幸いなことに実家は兄夫婦と彼らの娘夫婦が守ってくれている。皆さんも同意してくれると思うが、帰ることができる故郷があることは、大変幸せなことである。

大学に入学してからのことに話を移そう。

当時の薬学部は、富山市五福にあった（現在は、医学部や附属病院と同じで杉谷にある)。五福は一級河川神通《じんずう》川の西岸にあり、この川を渡ると区画整理が行き届いた旧市街があった。私が住んでいたアパートから旧市街までは歩いて20分くらいだったろうか。

大学ではなんでも自由にできる安心感もあってか(もちろん、高校までも自由気ままにやってきたのであるが)、勉強(探究と呼ぶべきか)の楽しさを知った(西川先生をはじめ高校までの先生に叱られそうだが)。富山には首都圏に比べ学生運動が遅れてやってきたので、当時も多くの活動家とともによく議論したのを思い出す。教養課程で学ぶ人文科学や社会科学は、大変興味深かった。特に「音楽」と「西洋史」の講義はよく覚えている。大学の「音楽」の期末試験には、何が出るのか興味津々だった。ビゼーの歌劇『カルメン』中のいくつかの旋律譜が出題されて、「そのときのカルメンの心の動きを書け」というもの。「西洋史」の授業は先生が110分間話し続け、学生はノートを取り続けるというものであった(当時は110分授業、10分の休憩時間)。この講義には2Bの鉛筆を使うことにした(HBなどではノートにひっかかって速記ができなかった)。右手の側面がいつも真っ黒になったのは良い思い出だ。期末試験には、授業中に繰り返し話されていた「賽は投げられた」や「ルビコン川を渡れ」などの意味が出題された。「あの先生は後ろを向かずに進めと言っていたのかなあ」などと試験問題を解きながら考えていたのを覚えている。

「経済学」や「社会学」の担当の先生の講義には適当さもあったが（理系の学生には真剣に講義する気にならなかったのだろうが）、高校までとは違う良さを感じた。現在は文系理系にかかわらずリベラルアーツ教育（一般教養教育）が大切だといわれるが、私もこの時期にはすでに広く学ぶことが非常に大切だと思えるようになっていた。ちなみに教養課程には「担任」がいた。私の担任は「倫理学」の教授であったが、一度も面談していない。

もちろん、専門に近い「化学」や「生物」などの自然科学も大変面白い教科と思えるようになった。1年生の時に読んでいたCornとStumpf著の『生化学』は今も手元にある。大学では、高校よりも特定の領域だけを深掘りできるのがよいと思った。

当時、もっとも実入りがよいアルバイトは、「高校生に数学を教えること」だったので、不得意を隠して家庭教師をさせてもらった。生徒の前で恥はかけないと思って勉強したら、あれよあれよという間に「数学」が得意になった（この感覚を学生に知ってもらいたいと今でも思う）。忘れられないのは、なにより、近くに本屋があったことである。翌年に習うことを先回りして勉強することもやっていた。

専門科目が入ってきた大学2年の後期になると、すでに大学院に進学しようと考えていたし、専門科目で忙しくなっていた3年生くらいになると薬学研究者になろうと決心していた。高校までの適当さとは大違いである。特に、有機化学や有機合成化学の素晴らしさに触れ、海外の専門書も読むようになっていたが、紙の上なら学生である自分でも複雑な構造を有する化合物が合成できるくらいであるから、生意気にも「有機合成でクスリを作る時代はそのうちなくなるだろう」と考え、4年次の配属は「薬剤学研究室」を選んだ。なお、薬剤学研究室を選んだ理由は、主宰しておられた小泉保教授の素晴らしい数学の力に感激したことが原因だ。「数学を使って体の中のクスリの動きがわかるって素晴らしい」と思った。「数学」の家庭教師をしていなかったら別の研究室になったかもしれない。

大学卒業後はそのまま富山大学大学院薬学研究科に進学した。4年次や大学院生時代は、自分で考え進めていく薬学研究が本当に楽しかった。「研究室で暮らす」ような3年間だった。

そして修士課程修了後に、城西大学薬学部製剤学研究室の助手になった。

注1：本書では薬、医薬、薬物、(医)薬品、薬剤を総括してクスリと表記した。ここで、「医薬」とは病気の治療に用いる薬、「薬物」とは薬草などの自然界の物質及び化学物質に由来して、化学的に精製された物質、「医薬品」とはヒトや動物の疾病の診断・治療・予防を行うために与える薬品、「薬剤」とは特に人間や動物における疾患の治療・診断・予防及び苦痛の軽減に有効な特定の作用を及ぼすことを目的に剤形が整えられたものをいう。「薬」はその総合的意味をもつ。

第1章

薬学教育のこと

私は富山大学の薬学部と薬学研究科（修士課程修了）を経て城西大学に助手の職を得、薬学部で働きだした。

城西国際大学学長に就任してからも、城西大学と城西国際大学両方の薬学部に籍を置かせていただいたので、富山大学に入学して以来なんと50年以上もの間、薬学教育の世界にいたことになる。

ここでは、私にとって大変大切な薬学教育のことについて述べようと思う。

1. 薬学教育の変遷 1)

明治以降の日本の薬学教育は稀有な歴史をたどっている。日本の薬学教育の歴史を見る前に、日本よりはるかに進んでいた西欧の薬学教育の歴史を紹介しよう。

西欧では、近代科学の確立とともに、医療を担う医師と薬剤師の医薬分業がごく自然に行われたという。そのため、クスリを取り扱う薬剤師が独立した地位を得て薬局が誕生した。ちなみに日本の薬剤師はいまだ独立しているとはいえない（詳細は後述）。

西洋の独立した薬剤師は、後継者を養成するために学校を建てた。昔の西洋の薬剤師が教育の大切さにいち早く気づいたのは素晴らしいと思う。すでに、18世紀には、薬局は化学実験室の役割を果たし治療に用いるクスリを調製していたが、19世紀に入ると産業革命とともにクスリは製薬工場で大規模に生産されるようになった。また、20世紀になると、薬学教育はクスリを創ることよりも、病院薬局および市内の地域薬局で活躍する薬剤師を養成することに重きを置くことになった。地域の患者や生活者に目を向け始めた証拠でもある。

これに対して、江戸時代のわが国では、漢方医または薬師《くすし》（薬師は薬剤師の語源。江戸時代以前には薬師＝漢方医で、医者と薬剤師の区別はなかった）が病気を診断し、和漢薬によって治療が行われた。江戸時代から「富山のくすり売り」など、薬草等を扱う薬種問屋をはじめとするクスリの知識を持つ人々が存在していた。江戸時代後期になると西洋医学が日本に持ち込まれ、モルヒネやキニーネなどの西洋薬が使われ始めるようになった。

この時代の薬学界のヒーローといえば、外科医でもあり「通仙散」という麻酔薬を開発した華岡青洲である。全身麻酔によって手術を成功させたことはつとに有名である。華岡青洲は漢方医であり薬師でもあったが、薬剤師としての才が医師としての才より勝っていたと思う。ちなみに「通仙散」の配合は、「曼陀羅華《まんだらげ》（チョウセンアサガオのこと、アトロピンを含む）八分、草烏頭《くさうず》（トリカブトのこと、アコニチン含む）二分、白芷《びゃくし》二分、当帰《とうき》二分、川芎《せんきゅう》二分」であったといわれているが、再現ができていない（専門的になるが、アトロピンはアセチルコリン受容体を阻害し、アコニチンはアセチルコリンを遊離する作用がある。この拮抗作用で薬効をコントロールしたもの

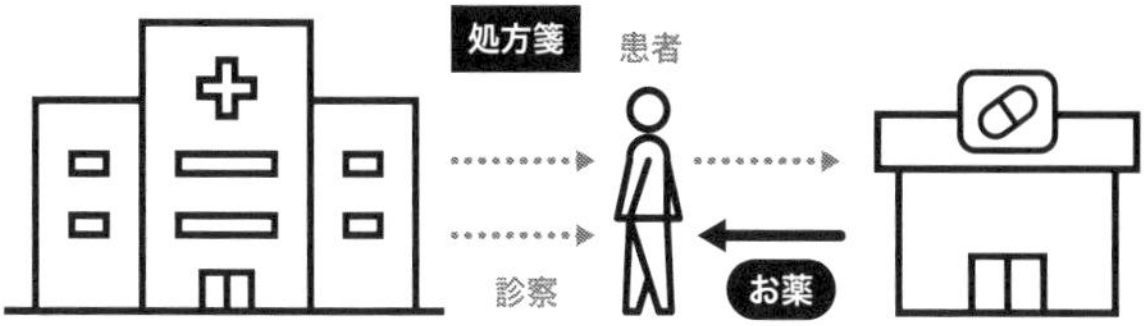

図２　医薬分業と患者

と考えられる）。華岡青洲がいかに偉大であったかを証明するために、誰かが「通仙散」の再現研究をしてくれないかと願う。

明治に入ると、ドイツの医療制度を見習い「医制」が公布され（明治7年（１８７４）のこと）、一旦「医薬分業」（図２）が定められた。[2] しかし、まことに残念なことに、「薬師＝医師」という江戸期の医療の慣習が十分に打ち崩せず、結局のところ令和の現在まで完全なる医薬分業は実施されていない。

すなわち、現在の私たちが行っている分業は国際的に理解されている分業とは異なっている（わが国では、自己の処方箋による医師の「調剤」が可能となっている）。[3] このあたりの歴史は、今の薬学生にほとんど教えていないところで、教員の大多数も知らない。このことが現在の日本の薬剤師職能教育、もっといえば日本の医療制度にも多大な影響を及ぼしていることを、われわれ（特に薬学教員と薬剤師）はよく理解しておかなければならない。

日本最初の薬学高等教育機関、第一大学区医学校製薬学科は、明治6年（1873）に開設されている。目的は不良輸入薬品防止であり、優秀な国産製薬技術者を養成することであった。この教育機関は予科1年、本科4年の制度、すなわち5年制であった。その後、明治10年（1877）の学制改革により東京大学が創立され、第一大学区医学校製薬学科は医科大学製薬学科と改称された。ここでは、本科の他に2年制コースも設けられた。しかし、予科1年、本科4年からなる5年制教育は長いとされ、その後3年制に改組された。この時期の薬学教育制度の混乱には、明治期の急速な西洋化と江戸時代の漢方医・薬師のリーダーの考え方が大いに関係していたと推定される。

また、私学の薬学教育として、明治13年（1880）に薬舗試験の予備校の設立に着眼して東京薬舗学校（東京薬科大学の前身）ができている。薬剤師免許に関しては、前述した医制公布の翌年に薬舗試験施行の件が発令され、薬舗主（明治22年（1889）に薬剤師と改正）が免許制となった。140年も前のことになる。

日本の医学・薬学界には江戸時代、明治時代から綿々と続く古い体質がはびこる。それ故に「このまま行くと危うい」という想いがいつも頭をよぎる。この頃には、破傷風菌の研究に従事した北里柴三郎を筆頭に、志賀潔、野口英世、高峰譲吉、長井長義などが日本の薬学界をリードしていった。北里柴三郎は33歳のときにドイツに留学し、ベルリン大学のローベルト・コッホ研究室で細菌学の研究を行った。志賀潔も31歳でドイツに留学、35歳で帰国するが42歳の時に再びドイツに留学した。野口英世はアメリカ、高峰譲吉はイギリスで学んだ。現在でも、化学者・医師たちの間では海外留学は当然のようなところがあるが、「薬剤師」となると海外で学ぶ人は少ない。だからこそ、日本の薬剤師にはもっと海外を見て、知ってほしい。

第二次世界大戦後の学制改革により6-3-3-4制を基本とする単線型学校体系に改められ新制大学が発足した。3年制が中心の（旧制）薬学専門学校も4年制の薬科大学や薬学部（または医学部薬学科）となった。その後もマイナーな見直しがあったが、6年制が発足するまで一貫して4年制教育で薬学（薬科学）研究者と薬剤師が養成された。

2. 薬剤師養成課程6年制への移行

薬科大学と薬学部の薬剤師養成課程がそれまでの4年制から6年制に移行したのは、今から15年前の2006年（平成18）度である。それは、2004年5月21日の学校教育法の改正と同年6月23日の薬剤師法の改正に基づいている。すなわち、学校教育法87条第2項が「医学を履修する課程、歯学を履修する課程、薬学を履修する課程のうち臨床に係る実践的な能力を培うことを主たる目的とするもの又は獣医学を履修する課程については、前項本文の規定にかかわらず、その修業年限は、六年とする」に改正された。また、薬剤師法第15条の薬剤師国家試験受験資格が「学校教育法（昭和二十二年法律第二十六号）に基づく大学において、薬学の正規の課程（同法第五十五条第二項に規定するものに限る。）を修めて卒業した者」に変更された。

6年制移行については、数々の議論があった。

文部科学省（以下文科省）は「医療技術の高度化、医薬分業の進展等に伴い、高い資質を持つ薬剤師養成のための薬学教育は、学部の修業年限が4年から6年に延長された」としている。また、厚生労働省（以下厚労省）は、従前の4年制薬学教育は薬剤師の養成＋医薬品の創製、開発、製造等に従事する研究者・技術者等の人材の養成であったが、6年制は臨床に係る実践的な能力を培うことを主たる目的とするもの（薬剤師養成を目的）」と述べている。

そもそも6年制移行を強く推したのは日本病院薬剤師会や日本薬剤師会であり、当の大学自体はそれほど6年制にしたいと思ってはいなかった（と思う）。病院薬剤師は給与面で看護師に負けたくないので、医師教育などと同様に6年制に変えればよいという思いがあったのではないだろうか。それを見て、薬局薬剤師もステータスが上がるならと6年制移行に賛成した、と推定する。残念ながら、6年制にして薬学教育を欧米のようにするなどの議論より、みんなが自分たちのステータスや給料を上げるために6年制にすることに賛成、のようなところがあった。

私個人は、6年制にすることを反対したのではなかった。しかし、6年制を経た薬剤師ならばそれまでの4年制薬剤師よりも、もっと活躍しなければならないと思っていた。6年制にするのなら、教育システムや教育方法は4年制より西欧的、特にアメリカ的（このことは後述する）にするべきだし、特に、その当時（6年制移行の直前）に多くの薬科大学の大学院薬学研究科にあった「医療薬学専攻」が参考になると考えていた。

私は当時の大学院薬学研究科では、薬学専攻ではなく医療薬学専攻に属していたので、医療薬学専攻の素晴らしさをよく理解していたと自負している。当時は、大学院博士前期（修士）課程にそれまでの薬学専攻（創薬研究を担っていた）だけでなく医療薬学専攻（高い資質を持つ薬剤師養成が目的）が置かれた大学院薬学研究科が増えていた。医療薬学専攻の大学院生は修業期間2年のうち、1年近くは病院や薬局で研修・研究していたので、彼らの臨床能力は在学中に一様に高くなり、また、この課程を経た学生数も順調に増加してきていた。新制度6年制の5年次、6年次には、この医療薬学専攻のカリキュラムをそのまま移行してもよいのではないかと考えていた。

なお、私はこの時点では、4年次修了時に薬剤師国家試験の受験資格があってもよいとも思っていた。4年間の学習でいったん薬剤師となってから、さらに2年勉強して、「臨床に特化した」薬剤師になれるからだ。もちろん、医療薬学専攻修了生のみ

Pharm.D. と呼んでもよかった（アメリカでは薬剤師、医師、歯科医師養成課程修了者はそれぞれ Pharm.D. M.D. D.D.S. となる）。そうなれば、高卒後4年間しか勉強しない薬剤師、薬学専攻に進学する薬科学技術者、そして医療薬学専攻に進学した（上級）薬剤師である Pharm.D. が輩出されたことになる。さらに、厚労省が２０２１年4月26日の「第８回薬剤師の養成及び資質向上等に関する検討会」で提出された薬剤師の需要予測[4]において、将来的に供給過多になるのは決定的などといわれることもなかったし、製薬会社の研究員が薬学部から輩出されないなどというクレームも出なかったのではないかと思う。ただ、その時は準看と正看のような2種類の資格を薬剤師に置くことが反対された。

しかし、結局のところ、数年前に「調剤補助員」ができた。２０１９年4月に厚労省から、「調剤に最終的な責任を有する薬剤師の指示に基づき、当該薬剤師の目が届く場所で」という断りはあるものの、ピッキング業務、医薬品の棚入れ、一包化された薬剤の数量チェック、お薬カレンダーや配薬カートに調剤済みの薬を入れる作業医薬品の郵送、レセプト、請求業務、その他、従来の調剤事務業務を薬剤師以外の者に実施させることができるという内容が通知されたのである。

当時、6年制にする理由の一つに学年定員を減らして卒業生を減らすことで、来たるべき薬剤師の供給過剰に対応しようという考えもあったと聞く。しかし、6年制になっても定員を下げる大学はほとんどなかったし、それ以上に薬科大学の新設が後を絶たなかった。また、6年制になれば薬科大学・薬学部の教員数が増えるかと期待したが、設置基準は医学教育方式ではなく獣医学方式が採用されたので、教員数は期待したほど増えなかった。

薬剤師養成課程6年制移行時に、多くの薬科大学や薬学部では4年制を並立させた。6年制が臨床に関係する教育研究に特化するので、同時に4+2年制（学部4年+博士前期課程2年）で非薬剤師の創薬研究者を育成することとなった。もちろん、博士後期課程3年を入れて、4+2+3年制と記述することもできよう（図3に薬学部新課程の修業年限と薬剤師国家試験受験資格について示す）。

この時6年制課程は「薬学科」または「○○薬学科」と称し、4年制課程を「薬科学科」または「○○薬科学科」と称することになった。6年制移行期に、私は薬学部長や学

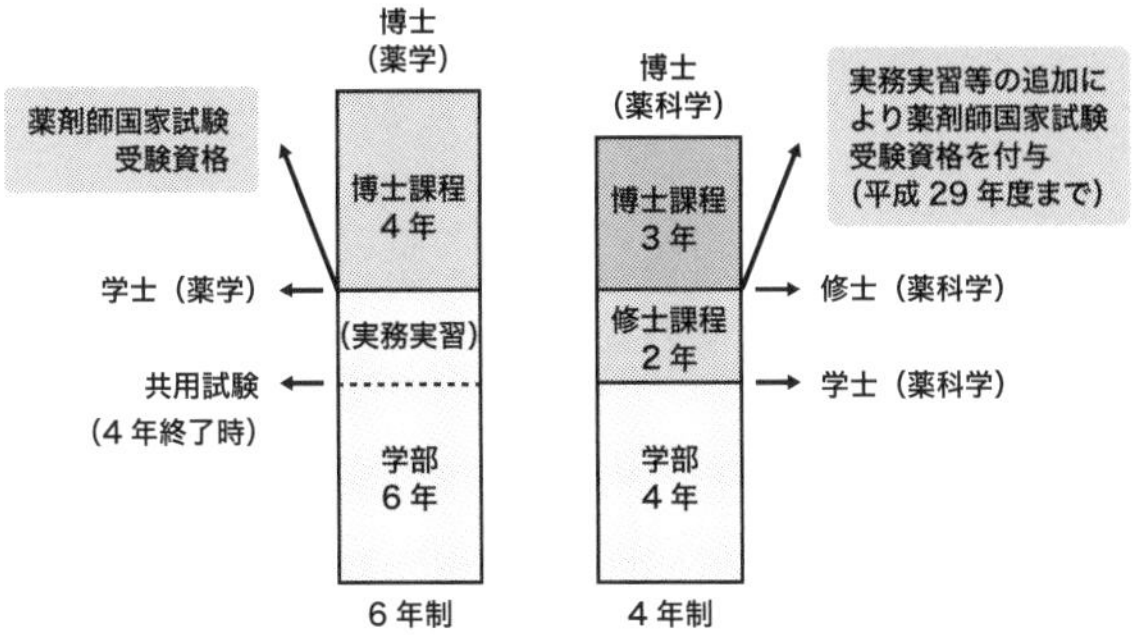

図３　薬学部新課程の修業年限と薬剤師国家試験受験資格

科主任を務めていたこともあって、この当時のことはよく覚えている。国立大学のすべてが6年制と4年制を並立させた一方で、私立大学では8校以外はすべて6年制単独に移行した。

　前述したように、私は6年制移行に反対していたわけではなかった。6年制が臨床に係る実践的な能力を培うことを主たる目的として教育と研究をするなら、薬学部は創薬をはじめとする教育研究を担う必要も当然あるべきとも考えていた。COVID-19（新型コロナウイルス感染症）が蔓延する今まさにこの時には、ウイルス変異にも対応すべく、迅速なワクチン製造に関する研究や治療薬研究が大変重要であることが世間一般にも認知されてきたが、私は、かねてよりそのような教育研究を薬学部からなくすことは絶対にしてはいけないと考えていた。したがって、当時のほとんどの私立大学が6年制単独でいくことがわかった時は愕然とした。当時の城西大学学長も6年制一本でいきたいという判断であったが、さまざまな議論の結果、城西大学では6年制と4年制を並列させることになった。

しかし、ここで私の想定外のことが世の中の常識のようになっていった。例えば、理学部の中に化学科と生物学科があったなら、教員はどっちか一方の学科を担当するが、6年制と4年制を並列させた薬科大学や薬学部では、当然のように、教員は6年制学科と4年制学科学生を同時に指導した。また、さらに驚くべきことに、低学年時はほとんど同じカリキュラムで教育をするという大学が増えた。ディプロマ・ポリシー（卒業認定・学位授与の方針）が全く違う2つの学科の学生たちを同じ授業や実習で指導するというのは合点がいかなかった。薬剤師を目指している学生と薬科学技術者を目指している学生それぞれに、しっかり対応できていたのだろうか。もし対応法がわかっていれば、そのスーパーマン的指導能力に敬意を表したいと思う。

城西大学は、私を含む当時の学部執行部の考え方もあって、教員を6年制と4年制の担当に分離した。すなわち、原則的に6年制担当教員は6年制の学生を指導し、4年制担当教員は4年制の学生を指導することにした。当然、研究室の配属生は6年制または4年制学生だけである。

しかし、城西大学以外の6年制と4年制並立大学は、研究室の配属生には4年制4年次生や6年制5年次、6年次生（以上は学部生）、さらに、4年制の上に来る博士前期課程（2年制）大学院生にその上の博士後期課程（3年制）大学院生、またさらに6年制の上に来る博士課程（これは4年制課程）の大学院生もいるという極めて複雑な学生構成となった。世の中の多くの方は今の薬科大学がこのような複雑な形になっていることをご存じだろうか。特に、工学部・工学研究科などの理系の教員から見ると極めて奇異に見えるのではないかと推察する。

なお、6年制移行直後については、4年制の薬科学科（新4年制薬学課程）に入学した者でも、①平成30年（2018）3月31日までに大学に入学し、②4年制薬学課程を卒業し（飛び級している場合は不可）、③薬学研究科の修士または博士課程を修了し、④6年制薬学課程の卒業に必要な単位を修得し、加えて⑤実務実習を履修した、というすべてに該当する場合は、申請により薬剤師の受験資格の認定を受けられた。

城西大学薬学部薬科学科では2006年からの入学生には最短4+2+1年（学部4年+修士課程2年+研究生などでさらに1年）で薬剤師国家試験を受験することも可能として入学試験を行った（同様な措置は当時の大阪薬科大学と近畿大学でも取られた。なお、私は4+2+1年はよほど頑張る学生しかできないと考えていた）。これはもちろん、入学前に受験生にどのような課程を経れば薬剤師国家試験の受験資格が得られるかを示すためであった。

しかし、国立大学薬学部は4年制学科入学後何年で国家試験受験資格が得られるかを決めずに入学試験を実施し、その学生が2年次になった時に、4年制学生には4+2+2年で薬剤師国家試験受験可と決定した。窮地に陥ったのは大阪薬科大学、近畿大学と城西大学であった。すなわち、私たちは特に優秀な学生については学部入学後7年としたが、国立大学が学部入学後8年ということを後出しで決めたのである。

薬学部長であった私は、国公私立薬系大学（学部）学長・学部長・研究科長合同会議で、国立大学の先生たちから、「何をもって優秀とするのか」と責められた（国立大学より低いレベルの学生を入れている城西大学なんて、と言われている気がしていた）。その言葉には耐えたが、挙句の果てに、7年で国家試験を受けさせるような大学の学生には、上記⑤に示した実務実習を受けさせないとの結論になった。私はそれまで、「入学前に説明責任を果たさなかった国立大学の方に問題があったのではないか」と強気な発言をしていたが、実務実習を受けさせないとの学生への仕打ちにはただただ「参りました」というしかなかった。

最終的には、2年間だけは4＋2＋1年を認めてもらうこと、そして薬学部長などの責任者（城西大学では私）が日本薬剤師会と日本病院薬剤師会に謝りに行くことで決着がついた。混乱期の出来事で、今から考えると仕方がないことだったかもしれないが、胃が痛くなる思いをしていたこと、3校で国立大学全体を相手にすることはほぼ無理であるのかと無念だったこと、また、なによりも城西大学の学生に大変申し訳ないと感じていたことを思い出す。

3．薬学部6年制学科のモデル・コアカリキュラム

薬剤師養成課程6年制学科の教育は「薬学教育モデル・コアカリキュラム」[5)]に基づいている。薬学教育モデル・コアカリキュラムは6年制移行時に提示され、改訂を経て現在は平成25年（2013）改訂版が使われている（図4）。なお、現在、モデル・コアカリキュラムの再々改訂の検討が開始されている。令和4年度の改訂完了、令和6年度入学生から準拠の方向で進んでいる。

一般社団法人 薬学教育協議会によれば、「従来（6年制設置以前）の薬学教育カリキュラムは教育者主体のものであり、学生に何を教えるかの科目・項目の列挙でしかなかった」と述べており、学習者の行動に価値ある変化をもたらすという教育の原点にさかのぼって、「学生の到達目標を記載して、学生主体のカリキュラムに変えた」ものとなった。これについては大変納得できる。

ここで、「モデル・コアカリキュラム」について考えてみたい。そもそもコアとは「もののの中心部」のことで、コアカリキュラムとは「教育課程の全体のうちの中心となる

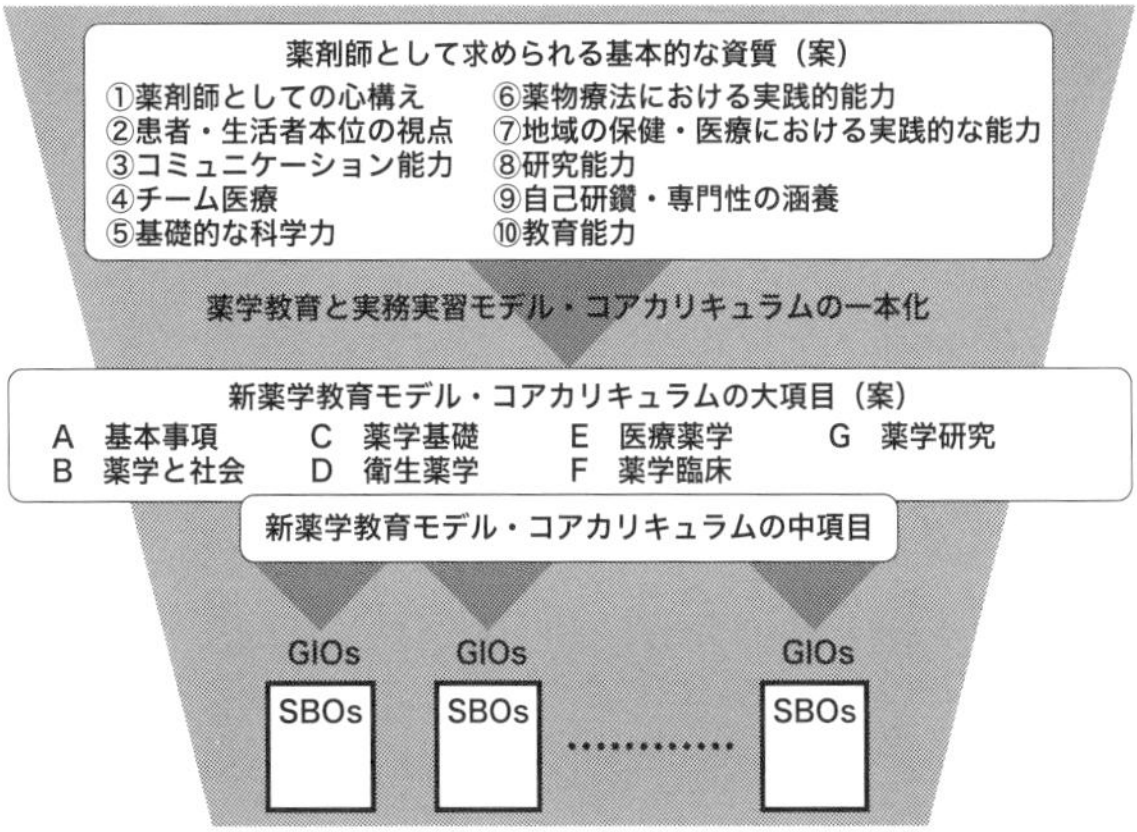

図4　薬学教育モデル・コアカリキュラム（改訂版）の考え方

課程のこと」を意味する。文科省HPによれば、薬剤師養成課程の時間数の7割はモデル・コアカリキュラムに示された内容を、3割は大学独自のカリキュラムを履修すると書かれている。

しかし、余裕のない大学は8割近くをモデル・コアカリキュラムで占めるようになる。大学のカリキュラムの7割や8割がモデル・コアカリキュラムなら、それこそ、どこの大学のカリキュラムも金太郎あめ状態にならないのか？　鉛筆の芯（コア）が断面積の7割や8割の鉛筆で文字を書いたら、指先が真っ黒になってしまうよと、冗談でも言いたくなる。

また、コアは中核とも訳す。野球の攻撃の中核はオーダーの3、4、5番といわれることが多いが、これならコアは3割ちょっととなる。コアはせいぜいその程度ではないのか？「モデル・コアカリキュラム」ではなく、単に「モデルカリキュラム」として、これで7割やるように言ったほうがわかりやすかったのではないかと思う。

本質をついていない話だが、これが「モデル・コアカリキュラム」という言葉を最初に聞いた時の感想だった。人は慣れる。慣れれば不思議な事柄や言葉も不思議とは思わなくなる。

参考までに、簡単にアメリカの薬剤師養成の教育課程について示しておく。米国では州によって違いがあるものの、概して高校卒業後には薬学部には入学できない。高校を卒業して4年制の理学部などに入学するか、2-3年制のPrerequisiteというカリキュラムを修了する必要がある。理学部やPrerequisiteで有機化学、物理、生物などを勉強する。その後に薬学部に入学するが、薬学部自体は4年制であることが多い。したがって、薬剤師になるのは、高校卒業後7、8年ということになる。日本の6年制移行でアメリカに追いついたということにはならない。

4. 薬剤師需要減少下の薬学教育

２０２１年６月４日厚労省にて開催された「第９回薬剤師の養成及び資質向上等に関する検討会」では、以下のようなことが議論された。[6]

調剤業務に比重を置いた状況を変えない限り、薬剤師需要は、わが国の人口減少とともに概ね10年後から下がっていくと予測される。大学進学者数も減少するので、現状の入学定員を維持した場合は定員を充足しない大学が増え、卒業・国家試験合格が困難な学生が多くなるだろう。薬剤師免許を取得しても、待遇面の問題を含め、十分な就職先の確保が困難となり、学生が薬剤師に魅力を感じなくなる可能性がある。したがって、各大学では、国家試験を目指して無事卒業させることに汲々として理念と乖離した教育を行うのではなく、「どのような薬剤師、薬学卒業生を育成しようとしているのか」について一貫したポリシーを持ち、将来的に社会のニーズがどのように変遷していくのか見極めながら全体的戦略を考えていくことが必要である等々。

検討会では、入学者のレベルを上げることを提案している。偏差値が高くなく入学生が少ない薬科大学・薬学部にとっては、死活問題である。昔の薬剤師は、大工などの徒弟制のイメージよろしく病院や薬局で先輩の薬剤師から手取り足取り教えられていたように思う。そのことにヒントを得れば、大学でも、学生は教員や先輩から指導してもらって、まさにアクティブラーニングで学習していくのはどうだろうか。

学力（知力）が高い薬剤師が必ずしも患者や生活者にとって素晴らしい薬剤師とはいえない。徳育も重要と考えて実践してきた薬剤師が望ましい。そう考えれば、知力が高い学生を入学させることだけが重要ではない。患者や生活者に寄り添う薬剤師になりたい者なら誰でも入学させ、時間をかけて薬剤師に育成していくことも重要ではないか。「学力だけでは人間性を判断できない」と思うのである。

一方、大学側の人間としてさらに問題だと思うのは、薬剤師の需要減少だけでなく薬科大学・薬学部への受験者の減少である。これは薬剤師の不人気だけでなく、現在の薬科大学・薬学部のカリキュラムも原因ではないか。6年制移行以前のカリキュラムは臨床に偏っていなかったし、卒業後の進路も薬剤師の免許を使って働くものだけではなかった。大学関係者は今一度、原点に戻って考え直す時期ではないか。

5. 4年制学科（薬科学科）教育

わが国の薬学は、明治以降、独自に医薬品を合成して医薬品を創る、いわゆる「創薬」に力を注いできた。

薬学部の役割には、臨床（医療）で活躍する薬剤師を養成することに加えて、医薬品を開発するための技術者教育という側面があった。今まで述べてきた6年制教育と共に4年制が並立された理由はそこにある。

なお、6年制が始まる以前は製薬企業等で研究職につく者のほとんどは博士前期（修士）課程修了者となっていた。また、企業に就職する者の一部は博士後期課程の修了者もいた。

したがって、単に4年制というより、4＋2年制、または4＋2＋3年制とするのが正しいのかもしれない。

6年制移行論が中心であった2000年代前半は、薬科大学や薬学部が臨床で活躍する薬剤師を十分育てていないのではないかという議論と反省があった。一方で、現在のＣＯＶＩＤ−19感染拡大の状況では、なぜわが国からワクチンがすぐにできないのかというお叱りや、治療薬はまだかという世論がある。

薬科大学や薬学部に対して、真面目に教育しているのかというご指摘はまだ大きくはなっていないが、製薬企業の創薬研究育成を工学研究科や農学研究科に任せておけばよいということにもならない。

２００６年、薬学部に新生４年制ができた。４年制を並立させた大学は、その後には博士前期課程と後期課程も創設した（４＋２年制、４＋２＋３年制）。もちろん、ほとんどの薬科大学・薬学部は医薬品創製を担う研究者養成を柱に据えた。

しかし、前世紀後半から医療は多彩になってきて、予防医療、未病、代替医療、統合医療、補完医療なる用語もよく見られるようになってきた。

また、新薬開発は、低分子医薬から抗体医薬、核酸医薬、ワクチン、ペプチドなどの中高分子のバイオ医薬が中心になってきて、再生医療や医療機器との併用も考える必要が出てきた。

そこで、私が所属していた城西大学薬学部薬科学科および大学院薬科学研究科薬科学専攻では、医薬品だけでなく健康や健やかな生活をしていくために大変重要な、機能性のある食品や化粧品にも焦点を当てて教育をすることに決定した。

工学研究科や農学研究科が医薬にまで手を伸ばしているなら、私たちは工学や農学領域、とくに彼らが参入していたヒトの健康に関する領域にも攻めていこうとの決心であった。

中国やＡＳＥＡＮ（東南アジア諸国連合）から多くの留学生を集めて教育を進めることになった。

コロナ禍もあって、今は留学生が少ない。また、私自身が学科や研究科の中心教員でないため、城西大学薬科学科・薬科学専攻の教育は後輩の先生に委ねるしかない状態であるが、「世界でたった一つの特徴を有する学科・研究科」をさらにブラッシュアップしてもらいたいと期待している。

6. ライフステージ健康学という提言

一般財団法人 医療経済研究・社会保険福祉協会の2018年12月の「健康食品コラム」に「ライフステージ健康学とその考え方」と題する提言を書いた。この原稿は会員でないと見ることができないので、ここでそのエッセンスを示す。

わが国では、世界の最先端を走る少子高齢化が進み、同時に人口減を迎えた。しかし、世界人口はまだまだ増え続けている。

国連人口基金（UNFPA）が発表した「世界人口白書2020」によると、2020年の世界人口は約78億人となり、2019年に比べて8000万人増加した。このペースで行くと2030年には85億5100万人に達し、2055年には100億人を突破すると予測されている。すべての人類が米国人並みの生活を送るとしたら、「地球5個分の食料資源」が必要になるといわれている。

コンピュータ科学者のレイ・カーツワイルが21世紀を迎えてすぐに発表した『The Singularity Is Near』（技術特異点は近い）[7]を読んで、人類がＡＩ（人工知能）とどのように共存していくか真剣に考えるときがやってきたと感じた。

ほどなくしてドイツ連邦共和国が「第四次産業革命：Industry 4.0」と呼ばれる産業構造の大きな変化について発表し、わが国でもＳＤＧｓ（持続可能な開発目標、Sustainable Development Goals）達成に向け第5期科学技術基本計画（２０１６年1月閣議決定）で未来社会のコンセプト「Society 5.0」を提唱した。Society 5.0 とはサイバー空間（仮想空間）とフィジカル空間（現実空間）を高度に融合させたシステムにより、経済発展と社会的課題の解決を両立する、人間中心の社会（Society）と述べられている。

また、ロンドンビジネススクールのリンダ・グラットン教授の著書『The Shift』[8]に端を発した「The 100-Year Life: Living and Working in an Age of Longevity」）（人生１００年時代）[9]の到来に対応して、定年や働き方改革の問題なども顕在化してきた。

さらに、わが国ではグローバル化と並行して地方の活気に陰りが見られるようになり、地方創生とグローバル化の一体的推進が必要になってきた。

このような最近の状況を顧みれば、「多様で複雑な社会の変化に対応できる」考え方や産業構造の変革が必要となる。

たしかに、Society 5.0は、IoT（Internet of Things）またはIoH（Internet of Human）ですべての人とモノがつながってさまざまな知識や情報が共有され、今までにない新たな価値を生み出されるので、解決できなかった多くの課題や困難が克服され、ロボットや自動走行車などの技術で少子高齢化、地方の過疎化、貧富の格差などの課題が解決に向かうと期待される。

さらに、社会の変革（イノベーション）を通じて、これまでの閉塞感を打破して希望の持てる社会、世代を超えて互いに尊重し合える社会、一人ひとりが快適に活躍できる社会となると期待される。しかし、不安材料はないのか。

前述した『The Shift』には、わが国の2007年生まれの半数がなんと107歳まで生きると書かれている。

今までは、20歳頃まで教育を受け、その後仕事をし、60〜70歳から老後を過ごすという3ステージ人生であったが、これからは、20歳頃まで教育を受けた後は、仕事をしたり、退職して再教育を受けたり、起業したり、ボランティア活動をするなどの「マルチステージ（複数のキャリアを持ち、多様な人生を歩むこと）人生」に変わるとのことだ。

人生100年時代最大の不安材料は「健康・介護問題」である。現在でも医療費のほとんどが高齢者によって使われていることを考えると、さらに高齢化するわが国の医療費はどうなるのか。

すでに医師、歯科医師、薬剤師、管理栄養士、看護師、理学療法士、作業療法士、臨床検査技師、診療放射線技師、介護福祉士、精神保健福祉士、社会福祉士、救急救命士、健康食品管理士などの多くの医療職が存在しているが、医療費の節減のために、またもちろん医療の質を上げるためにも、これら医療職の連携が大変重要になってくるだろう。

地球温暖化によって、いままであまり考慮に入れられなかった病気が蔓延する可能性がある。

極端な気候になれば、感染症などだけではなくアレルギー疾患や精神疾患も増えるといわれている。ＣＯＶＩＤ‐19の例を見るまでもなく、グローバル化は感染症のパンデミックを容易に引き起こすことになる。

これからは、「今まで以上に病気にならないこと、病気になってもすぐに治療し重篤化させないこと」が重要で、そのためには、それぞれの地域でのセルフメディケーションの充実や健康と食への正しい情報伝達をはじめとする、種々未病対策や予防医療の推進が健康寿命を伸ばすためのキーポイントになろう。

最先端医療や最近よくいわれる個別化医療は大変重要であるが、別の視点も必要である。

わが国の大病院の診療科を見てみると、「第一内科」や「第二外科」等というような診療科名は減りつつあり、外科と内科の統合や、診療科の枠を超えた取り組みが進み「循環器センター」や「生殖医療センター」等のように臓器別や疾患別の診療区分が一般的となってきた。

しかし、小児科はあるものの高齢者（老齢者）科はほとんどなく、もちろん、年齢、性別、体質別の診療科もほとんどない。

ライフステージを考えてみると、私たちが食する食べ物を例に挙げても、20歳代の若者と70歳代の高齢者では必要なカロリー、摂取すべき栄養素など当然異なるので、食べる量も質も異なる。また、必要とする運動の質や量も年齢などによって大きく異なることは周知の通りである。さらにAYA世代（思春期と若年成人世代）の医療が重要と、最近よくいわれている。

同様なことは、医療に関係する多くの分野にもいえる。

そこで私は「ライフステージ健康学」の必要性を提案したい。

新生児、乳児、幼児、児童、思春期、若年成人、壮年、高齢者などの各ライフステージにおける生理学、栄養学、理学療法、心療学（こころの健康学）、薬物治療学、社会貢献学などを系統的に組み立て、ライフステージ別に再構築する。科目名でいえば「ライフステージ生理学」、「ライフステージ栄養学」、「ライフステージ運動学（理学療法学）」、「ライフステージ心療学」、「ライフステージ薬物治療学」、「ライフステージ社会貢献学」などが例示されるが、同時にこれらを各ライフステージ別に再構築することが重要である（図5）。

この図では、旧来は医学、生理学等、縦割りの学問体系であったが、横断的ライフステージ健康学も必要ということを表している。

例えば、メタボリックシンドロームやロコモティブシンドロームを防ぐためは「ライフステージ栄養学」や「ライフステージ運動学（理学療法学）」が役立つが、どのライフステージでどう対処していくかが重要となる。

また、性差健康学や障害者、高齢者に対する看護・介護学もライフステージ別に考えていくことが必要であろう。

食など、健康に関係するものをライフステージ別に整理して生活者に伝えることで、未病（予防医療）対策がさらに進み、医療費高騰問題にも朗報となる。わが国は前述したように少子高齢化の最前線を走っているので、ライフステージ健康学の考え方をしっかり身につけ政策にも反映していくことで、まず国内で健康寿命の更なる改善が可能となるだろう。

さらに、ライフステージ健康学の考え方を世界の健康政策のモデルとし、日本がリーダーとなって世界に啓発していくことで、地球温暖化や人生１００年時代の健康

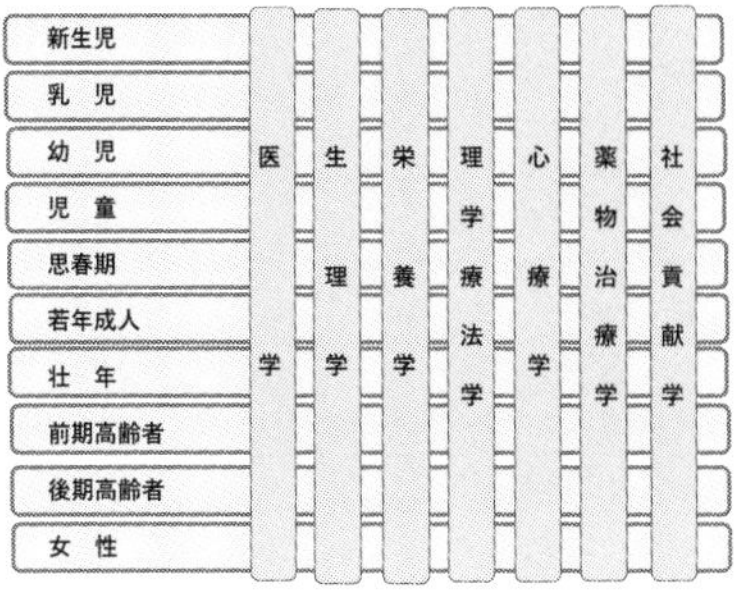

図５　縦割り学問から横ぐしを刺す
ライフステージ健康学の提案

問題を解決するきっかけになると期待する。

今までは、理解されずなかなか進まなかったことも、AIが進歩した超スマート社会だからこそ可能になっていくものと信じる。

薬学部（もちろん薬学研究科も）は6年制課程、4年制課程と自分たちの殻に閉じこもっているのではなく、周辺領域と連携し、横ぐしを刺すような方向性で教育を始めてもよい時期ではないだろうか。

7. 学生実習はアクティブラーニングそのもの

私の高校時代における「世界史」のスタートは、猿人（アウストラロピテクス）や原人（北京原人など）、そしてネアンデルタール人、クロマニヨン人についてであったし、「日本史」のスタートは縄文や弥生時代の話だった。これでは、「事件のない刑事ドラマ」か「患者が出ない医療ドラマ」のようなもので、歴史に興味をもっていた多くの生徒も最初から興味が薄れるのではないか。

大学の授業だって、学生にとって親しみやすいドラマ仕立てでもよいではないかと思う。教員の愚痴に「一生懸命授業しているのに学生が寝るのですよ」というのがあるが、それなら、「学生が寝ないような講義にしては」と言いたい。おそらく、世界史なら産業革命とフランス革命から、日本史なら幕末からやると、それぞれ「今」とつながりやすいし、臨場感もあるだろう。

では薬学の授業はどうしたらよいのか。以下に一案を考えてみた。

薬科大学・薬学部には実験好きな学生が多い。そこで初年次では「座学をできる限り少なくし、実習・実験から始める」教育法にする。実験をすれば、なぜそのような実験結果が得られたのかを自然と考えるようになる。また、実験結果をしっかり考察するために、座学によって知識をつける必要があることを認識する。

先日、城西国際大学の東金キャンパスに大きな虹が現れた。近くにいた職員が「これほど大きな虹は初めて見た」と言っていた。虹の出る場所や大きさは「太陽、自分、虹の位置関係」で決まる。早朝や夕方で太陽が低い位置にあれば、虹は大きくなる。小学校高学年か中学時代にこのことを学ぶはずであるが、現に「大きな虹」を見たときに、「虹のでき方、大きさ」などを学ぶと理解が進む。

実習・実験からスタートする教育法は薬学部の教員ならわかっていると思うが、まさにアクティブラーニング（学修者主体で、学修者が能動的に学修に参加する学習方法）そのものである。薬学部は、座学だけでは教育が進まない。

「実験は料理に似ている」といえば文系出身の方も理解しやすいと思う。料理教室で座学だけなど聞いたことがない。そういえば、レシピ（料理の作り方や調理法）は「Recipe＝処方」でもある。薬局に書いてある「Rp」の語源でもある。ラテン語の

「recipio＝受け取る」の命令語「recipe」という言葉に、医師から薬剤師に向けての「薬を処方せよ」という意味がある。

しかし、残念ながら、最近は実験・実習の時間を減らす薬科大学・薬学部が多くなってきたという。最終的な「薬剤師国家試験」がペーパー試験なので、致し方ないというこどもある。そもそも「薬剤師国家試験」では、知識を問う問題が中心になりすぎていると思っているのは私だけだろうか。「薬剤師国家試験」を作成するに当たっては、薬剤師にどのように活躍してもらいたいかをよく考えなければならない。

話が少し横にずれた。「座学をできる限り少なくし、実習・実験から始める」教育法について焦点を絞る。

薬学部に入ったら、まず「モノを見る」実習からスタートする。この分野では、まず原子、分子、化合物について学習するため、塩、砂糖、乳糖、でんぷん、カフェイン、酢酸などを実際に触る。例えば、学生にどの物質かを当てさせる。次に、固体、液体、気体の代表である氷、水、水蒸気について実験する。例えば、凝固点降下や沸点上昇の測定が効果的かと思う。「ラウールの法則」（混合溶液の各成分の蒸気圧はそれぞれの純液体の蒸気圧と混合溶液中のモル分率の積で表される、という法則）を確認することができる。また、エタノールなどの液体が実際凍るのかどうかを試験する。さらには物質の色、臭い、味を試験する。ここでは、安全で色のついた化合物群の色の違いを確認する、酢酸や酢酸エチルの臭いをかぐ、「せんぶり」の味を確かめる、などはどうか。加えて、VR（バーチャルリアリティー）などを使って動植物の器官を観察する。これらは、化学・無機化学入門、生化学入門、物理化学入門、生薬学・植物学、解剖学の講義の前に行うと効果的であろう。

次に、「モノを測る（計る、量る）」実習を考える。ここでは、ビーカー、フラスコ、試験管、ピペット、シャーレ、スパーテル、ビュレット、乳鉢・乳棒、攪拌棒など、化学実験で頻繁に使用する器具を区別できるようにする（実験器具の名前は、戦後20年くらいはドイツ語を使っていた。語源に注意が必要だ）。料理を作るときの器具であるボウル、攪拌棒、鍋、フライパン、包丁などと一緒だと思えばよい。実験器具の名前がわかったら、物質の重さを量る、容量を量る、比重を計算することから始めたい。ここでは、もちろん実験機器の扱い方も学ぶ。具体的には、電子天秤を使う、攪拌棒の代わりにスターラーを使う、顕微鏡・ミクロメータを使って小さいモノや細胞の大きさを計る、可視紫外分光光度計を使ってモノの濃度を測定する、HPLC（高速液体クロマトグラフィ）を使って溶出ピークの形を知る、そしてpHを測定する、などが考えられる。顕微鏡や血球計算盤を用いた細胞数の計測、アミノ酸およびタンパク質の定量、PCRを用いたDNA測定などを行う。

これらは、薬学英語、化学、生化学・生物・細胞生理学入門、分析化学入門、統計学の授業に先立つ。高校までにしっかり勉強してこなかった学生が戸惑う、分子量や比重を使いながら計算する化合物の濃度、さらに化合物の酸性度やpHの関係を示すヘンダーソン・ハッセルバルヒの式なども演習を駆使して教えたい。

「モノを分ける」実習が続く。お茶からカフェインの抽出、TLC（薄層クロマトグラフィ）などを使って生薬から葉緑素であるクロロフィルaやクロロフィルbなどの分離、ゲルろ過で高分子と低分子の分離、そして検量線を作成して定量分析に至る。こののち、分析化学の座学を行う。分析化学は薬学だけでなく理系一般に大変重要な科目だ。定性だけでなく定量的に物事を考えられる人材に育てたい。検量線作成とそれに続くモノの定量は、大学低学年の学習のポイントと呼んでよい。ここでも「演習」を利用することが有効であろう。ここでは、統計学の考え方も入れたい。正規分布、平均値、標準偏差や標準誤差、最小2乗法の考え方についても指導したい。

次に行うのが「モノを作る」実習である。例えば、エステル化反応の代表として酢酸エチルを合成する。その他、アニリンをアセチル化してアセトアニリドを合成する。多くの薬科大学・薬学部では、長い間、ベンゼン→ニトロベンゼン→アニリン→アセトアニリドの合成実習をやっていた。化学合成をやって化学の神髄に迫るのは、薬学部生の醍醐味のはずである。

また、化学合成とは別に、医薬品製剤として錠剤やクリームなどを試作する。3次元プリンターを使って人工歯などを作ってもよい。これまでは3次元プリンターを実習には使っていないと思う。新しい手段を使っていくことで、学生だけでなく教員のレベルも上がる。もちろん、工場見学もよい。

これらのあと、化学、有機化学（合成化学）、製剤学などの座学が続く。

最近、薬学部ではモノづくりの実習が少なくなってきた。モノの評価は大変重要だが、作り方を学んでおけばモノの評価もスムーズにできるはずである。

さらに、薬学部の2年次、3年次になるかと思うが、「モノを評価する」実習を行う。ここでは、薬効評価の実習などが例示される。例えば、散瞳・縮瞳薬の評価やプラシーボの必要性などを試験したり、用量反応曲線などを描いたりする。また、医薬品の崩壊試験・溶出試験・摩損度試験などの品質試験を行う。関係する講義は、薬理学、食品機能性学、製剤学などとなろう。用量反応曲線や粒度分布を「対数正規確率紙」にプロットすると直線になる。「なんだ、これは…」と学生時代に感激したことを思い出す。

もちろん、すべての実習において、友人を作る、キャンパスライフを満喫する、TA（ティーチング・アシスタント）として活躍する先輩を見る、実験データをまとめて発表する、PCを使用する、などが求められる。スモール・グループ・ディスカッション（SGD）の練習にも実験データは使える。

以上、実習・実験を優先した学習は、すべてアクティブラーニングとする。工夫してほしい。

8. 薬学教育へのチャレンジ

城西大学が、今まで薬学教育に対してチャレンジしてきたことの数々を、ここに紹介したいと思う。

まずは、現在では当たり前になっている薬学部生の「病院実習」を単位化したことについて。1980年代後半の頃のことである。

この試みは、所属する研究室の森本雍憲教授の指示のもとで行った。埼玉県病院薬剤師会のお歴々に、2週間の実習に関して単位を与えるということで賛同をいただいた。しっかり調べていないが、当時病院実習を単位化した大学はほとんどなかったと思う。最初は自由科目として始め、しばらくしてから選択科目とした。

徐々に病院薬剤師会の先生方と話す機会が増えてきた頃に、地域の病院薬剤師、薬局薬剤師、企業の薬剤師、さらに大学の教員などが一緒の場で議論することの必要性を感じ、研究室の森本教授と埼玉医科大学総合医療センターの木村昌行薬剤部長などと相談し、「埼玉医療薬学懇話会」を立ち上げた。病院や薬局に勤務する薬剤師や薬学関係者間で活発な議論が進められ、私自身も大変勉強になったのを覚えている。本会はまだ継続して活動している。

その10年後には、ドラッグストアとの連携を始めた。前述の医療薬学専攻が始まっている時で、ここでは病院や薬局（薬局や調剤専門薬局）での長期実習が行われていた。「薬学部生にトイレットペーパーを売っているようなところで実習させるのはいかがなものか」などと言う学外の重鎮の先生もおられたが、地域で生活者が利用するドラッグストアこそ、薬学部生が実習すべきところとの信念があった。

今は亡き日本チェーンドラッグストア協会（ＪＡＣＤＳ）元事務総長、日本リテイル研究所元代表取締役の宗像 守氏と、当時の城西大学薬学部長であった白幡 晶教授と一緒に、いろいろ議論させていただいたのが懐かしい。紆余曲折があったが、ドラッグストアでの実習またはインターンシップとして、カリキュラムに入れることができるようになった。

この連携が始まった頃、池袋駅構内にあるドラッグストアと、さいたま市住宅街のドラッグストアの違いをまとめた学生のレポートを読んで、感激したことを覚えている。「置かれている商品が違う、また、同じ商品が置かれていても量が違う、お客様の店内買い物時間が違う」というものであった。言われてみれば当たり前のことではあるが、生活者の目線に立つことが大変重要である、ということを学生が身をもって知る経験こそが重要だったと思う。

私が学部長の時に企画したものに、文科省の2012年度「大学間連携共同教育推進事業」に選定された「彩の国大学連携による住民の暮しを支える連携力の高い専門職育成」がある。これは、まず埼玉県立大学から話があり、2年間にわたって何度も話し合いを進め、専門職連携教育（IPE、Interprofessional Education）を始めた。当時の埼玉県立大学の事務局の方が大変優秀であったことを思い出す。教職協働が重要であることを痛感した機会でもあった。

本事業は、埼玉医科大学、日本工業大学にも入ってもらいスタートした。残念ながら推進事業に選定されてからは、他の仕事が忙しくなって活動に直接関わることができず、現在、異動して日本赤十字社医療センター薬剤部長になった細谷 治先生などに対応してもらっている。

また、FIP（国際薬学連合）教育部門のAIM（Academic Institutional Membership）には日本の薬科大学・薬学部の中で城西大学薬学部が最初に参加することになった。その後は国際的な薬学教育に対して城西大学の寄与度は大きくないが、城西国際大学の山村重雄教授がFIPフェローとして活躍しており、大変心強い。

薬学研究科長のとき（2017年度）には、大学院薬学研究科修士課程に「医薬政策管理分野」を立ち上げた。薬学部・薬科大学卒業生のほとんどが薬局、ドラッグストアに就職しているにもかかわらず、そのような最前線の現場に即したコンサルテーションとマネジメント教育を同時に実践できていないという課題があった。高齢化が急速に進んだ地域社会で、医療・介護人材を有効活用し、地域包括ケアシステムの構築を視野に、薬局・ドラッグストアにおいても多職種連携を重視した効率的なマネジメントを行い、また、そこで、医薬関連の政策を理解できる薬剤師、医療コンサルタント、国や地方の行政職などの専門的な人材を養成することを目的とした分野である。

修了後に取得できる修士（薬科学）の学位は、海外で広く知られているMBA（経営学修士）と対比されるMHA（医療管理修士）の「城西版」として位置づける構想を描いた。将来的には、同分野で養成した人材による薬学発のシンクタンク設立につなげたいと考えており、後に続く教員に期待したい。

その他、学部長や研究科長であった時には、薬学科、薬科学科、医療栄養学科合同の「白衣式」のスタート（500名近くもいた1年生が白衣を着ける瞬間は舞台から見ていて圧巻だった）、学生のワンセメスター留学の推進、マレーシア、インドネシア、タイ、フィリピンなどＡＳＥＡＮ諸国や中国からの留学生受け入れの活性化、また、すべて英語で講義する「Advanced Drug Development」の開講などを行った。さらには、マレーシアのManagement & Science University（ＭＳＵ）のMohd Shukri Ab Yajid 学長やEddy Yusuf 副学長と連携してアジア太平洋薬学教育ネットワーク（Asia Pacific Pharmacy Education Network, AP-PEN）を立ち上げて、ＡＳＥＡＮ諸国と薬学教育に関する勉強会もスタートさせた。本会は私がチェアマンとなって日本でも2回開催している（1回目は東京、2回目は埼玉県川越市）。

変わった取り組みは、城西大学坂戸キャンパス全体を「植物園」にしたことである。坂戸キャンパスは武蔵野の面影を残す雑木林を保存しながら造成したところであり、現在もキャンパスの東南側には雑木林を残す。また、「けやき台」という地名が付いていることからメインストリートには今は立派になった欅の木々があり、その他いろいろな樹木も植えられた。さらに、薬学部には「薬草園」があり、またキャンパスに「ローズガーデン」を造ったことから（ローズガーデンは私の一言から始まった。城西大学や城西国際大学の両方にある。尽力された両大学の職員の方々には感謝しかない）、キャンパスは何千種類もの植物を有している「植物園」となった。当時は、近隣の幼稚園児などにもキャンパスに来てもらって植物園らしい演出を試みた。キャンパスにも子供たちが一緒に過ごせる生活感を出したかった。なお、このとき城西大学薬用植物園園長となった白瀧義明先生が植物リストを作成し『Botanic Garden JOSAI, JOSAI Flora』という小冊子にまとめていただいた。

私自身の本務が城西国際大学に異動したために立ち消えになったり、休止に追い込まれたりしたものも出てきたが、学生は頑張っている教員をしっかり見ているので、薬学部の教員にはいろいろチャレンジして進めてほしいと願う。

第2章

一大学教員から見た「薬剤師」

２０１２年頃から数ヵ月にわたって、ファーマシストライフ働き方研究所から「薬剤師の今、そして未来」と題して10回のインタビューを受けた。この記事は、ネット上にあるので参照されたい。[10)]
10年近くたっているので、もう一度見直し、以下のように書き直してみた。

1. 薬剤師養成課程が6年制へ移行

医師と同じ6年という歳月を学んだ薬剤師は、本来ならば医療従事者として、医師同様、医療に対して非常に重要な役割を果たすべき仕事のはずであった。しかし、薬剤師養成課程が6年制になっても日本の薬剤師の現状は米国などのようにはならない。他の医療職についてもいえることであるが、わが国では医師と他の多くの医療職との間の機能分担がはっきりしておらず、曖昧な関係のままで医療が実践されている。そのこともあって、特に患者や生活者から姿が見えづらい薬剤師にあっては、社会からまだ「ほとんど期待されていない職業」になっている。

6年制課程の卒業生が出たときの「給料」について示す。2011年12月28日付の官報では、6年制課程を卒業した国家公務員薬剤師の初任給が医療職(二)2級15号俸で20万800円、4年制課程を卒業した国家公務員薬剤師の場合は医療職(二)2級 1号俸17万8200円と提示された。確かに4年制薬剤師よりは6年制薬剤師のほうが初任給は高い。とはいえ、2年間多く学んだというほどではなかった。これでは、時間も金もかけて学んだ6年間は何なのだろうと思わざるを得ない。

アメリカの授業料は日本より高いが、薬剤師の給与も高い（もちろん前述したように薬剤師育成の教育課程も違う）。博士号を取ると給料が3倍にもなる（日本では博士号の資格を取っても、せいぜい2～3割上がるくらいか）。

日本で薬剤師になるための学費は、公立で卒業までに350～400万円、私立で1150万円程度かかる。ところが勤務薬剤師の平均年収は約540万円。もちろん、日本の薬剤師で1000万円以上の年収を稼ぐ人もいるが、かなりの狭き門となっている。製薬会社で薬剤師の知識を生かして技術職やMR（医薬情報担当者）として成績を伸ばすか、ドラッグストア本社の部長クラスなどと限られている。たとえ調剤薬局のオーナーになったとしても、個人か数店舗の調剤薬局経営では1000万円以上の年収を稼ぐのは難しい。

こうして見てみると、現時点では日本で薬剤師として誇りを持って仕事ができる拠りどころは、「本人の使命感・やりがい」という意識だけに頼らざるを得ないのが現状だといえる。

2. 日本の薬剤師事情

厚労省は「薬剤師の養成および資質向上等に関する検討会」（2021年4月26日）に2020〜2045年の25年間における薬局や医療機関等に勤務する薬剤師の需給推計に関する調査結果を発表した。薬剤師数は、2020年の32・0万人から45年には33・2万人が必要になるとされており、変動要因を考慮すると40・8万人まで増加すると予測され、将来的にも供給が需要を上回ると試算された。

具体的には、薬局薬剤師は30年の21・1万人をピークに、45年には20・6万人へと緩やかに減少する見込みである。病院薬剤師は、病床数の減少を考慮した試算で、20年の5・3万人から45年には4・7万人まで少なくなるとした。また、医薬品製造販売業者など医薬品関係企業の従業員については、現在からの変化は小さく、45年まで4・1万人で推移するとの試算が示されている。

一方で、薬剤師の質を担保する大学薬学部のあり方については、現状への懸念があり入学時の選別を厳格化するよう求める声が続出している。文科省からは、定員割れや留年率が高い大学に対する指導を強化する方向性も示された。

薬剤師不要論なども出ている。結論から言えば、「薬剤師が工夫をすれば解決できる問題」のはずである。

したがって、現役およびこれからの薬剤師は、世の中の流れにしっかりとアンテナを立てて新しい仕事にもチャレンジしていってほしい。

薬局や薬剤師が立ち行かないというニュースとしては、例えば、2020年12月7日付の『日本経済新聞』電子版に「米Amazonが次に『破壊』する9つの業界」という記事[11]がある。アマゾンが玩具大手、スポーツ用品店、老舗書籍チェーンの次にターゲットとするのは薬局であると書かれている。アマゾンは2018年6月にオンライン薬局のピルパック（PillPack）を買収し、「Amazon薬局」により、全米で薬局の免許を取得して流通網を築こうとしている。すでに、ウォルグリーンやCVSなどのアメリカの大手薬局チェーンの売り上げは、アマゾンの「何でも買える店（エブリシング・ストア）」の台頭により低迷している。アマゾンは「店先」だけでなく、医薬品流通の中核業務も破壊しようとしているという。

3. 海外の薬剤師

医師よりも薬剤師のほうが人気で給料も高いケースが多いのは、フランスとアメリカのカリフォルニアといわれている。フランスでは薬学部の学費は国費でまかなわれるが、薬剤師になるには日本よりはるかに長く9年も10年も勉強しなくてはならない(アメリカでも薬剤師になるには日本より年数がかかることはすでに述べた)。当然、医師よりも給料は高く、職業としてもっとも素晴らしいのが薬剤師、一番信用できるのが薬剤師、という位置付けになっているといわれる。

海外で「あなたの職業は何ですか?」と聞かれると、日本の薬科大学の先生は「私は薬剤師です」と答えず、多くは「大学の教員です」と答える。薬剤師資格がある大学教員の名刺には、博士(薬学)(英字部分はPh.D.)があっても薬剤師(同Pharmacist)は記載されない。それは、大学教員が薬剤師という職業に誇りを持っていないということの裏付けだと思うのは気のせいか。でも、欧米に行って薬剤師の資格があるのに「私はファーマシストです」と言わないのは、「なぜ?」「あなたは何者?」という目で見られてしまう。マレーシアや韓国では、高校の成績が上位15%に入っていなければ薬学部に入ることができない。つまり、薬学に入ること自体がエリートということ。もちろん、年収も高校教員の3〜4倍になっている。

アメリカの薬剤師の平均年収は約1300万円強で、日本の薬剤師の倍以上である。アメリカの人口は約3・2億人、日本は1・2億人に対して、両国の薬剤師の数はどちらも同程度であるので、アメリカでは薬剤師の需要が高くなり、高年収になっているともいえる。もちろん、アメリカと日本の平均収入がこの30年で広がってきたことも考慮しなければならない。ただし、アメリカでは全50州で免許の更新制度があり、更新時には生涯教育単位の取得が義務付けられている。薬剤師になっても、学びを怠れば更新できないシステムである。したがって、安易に給料だけでは比べられないが、日本と海外の薬剤師の意識の違いが年収やステータスに反映している点は否めない。

日本の製薬業界や薬学研究は前世紀からはグローバル化しているが、残念ながら薬剤師実務と薬学教育はかなり遅れていると言わざるを得ない。公益社団法人 日本薬学会は、薬学研究だけでなく薬学教育にも大変熱心で、薬学領域では日本で一番権威のある学術団体であるが、同じような研究領域を有する海外団体を有していないことが大きな弱点になっている。

海外の多くの薬学会が、日本薬学会を重要なパートナーと考えていないように感じるのはそのせいか。私が所属する主要学会の一つである公益社団法人日本薬剤学会は1985年に設立されたが、最初にアメリカと、次にヨーロッパとの交流を始め、そして、その広がりはアジアへも発展した。また、FIPにもいち早く参加した。

薬学界の国際化を見据え、今後はどのように対応するかは、海外をまず「知る」ことが大切だと思う。アメリカ・ヨーロッパ・アジアなどの実情を知らずに、日本の薬学をこうしようなどと言っていること自体がナンセンスである。それこそ、チコちゃんに「ボーっと生きてんじゃねーよ！」と言われてしまう。大変残念なことに、日本の薬学界ではそのナンセンスがはびこっている。

海外の薬学を見ることとは、同時に日本の薬学を深く知ることにもつながる。江戸時代・明治時代からの古い体質が浸透している日本の薬学界。それ故に「このまま行くと危うい」という想いがいつも頭によぎる。

4. 国際化を視野に入れたこれからの薬剤師に必要なこと

最近では、海外の薬学部に留学したり、他大の薬学教員と話したりする教員が少なくなってきた。その結果、現在わが国の薬学を引っ張っている多くの教員が、海外の薬学の現状について知らなすぎると感じる。

現在薬科大学・薬学部にいる教員で、海外で1年以上にわたって薬学を学んだ者は10人に1人ぐらいではないだろうか。

医学教育では、日本では6年間の学部教育を経て研修医となって経験を積むのに対し、アメリカでは4年制大学卒業後にさらにメディカルスクールに4年間通って医師になるという違いがある。

しかし、日本の医学部卒業生はアメリカなど海外で研修を受けることは多いし、そのことが関係しているのかどうかはわからないが、少しずつではあるが、日本の医学教育はアメリカのそれに歩み寄っていると感じる。残念ながら、薬学教育はいまだにアメリカのようにはなっていない。

日本の薬学教育は、ヨーロッパやアジアも見定めておく必要はあるが、やはりアメリカの教育に近づけるべきと思う。海外の薬学教育を見ておかないと、日本の薬学は解体してしまう可能性があると危惧する。海外をもっと知る必要がある。その顕著な例が、言語でもわかる。

ずっと以前のことであるが、英国で学んだマレーシア人である某学長に「マレーシアではクイーンズイングリッシュを学びますか」と尋ねたところ、その方は「イギリスの英語はすでにローカルな英語だ」と言われた（もちろん英語で会話した）。英国で生まれた言葉である英語はもうすでにローカルであり、アメリカで話している言葉がインターナショナルな英語に極めて近くなっているということだ。

モデル・コアカリキュラムにはないが、日本の薬学生全員が海外留学プログラムを持つくらいのカリキュラムに変わってもらいたいと思う。海外といっても欧米だけという意味ではなく、薬剤師が活躍している国ならいろいろ選択肢があってよい。他国ではどういうふうにみんなが生活していて、薬剤師はどういう立場にあるのかということを知ることは薬学生にとっても大変重要だと思う。

20年後の薬学教育や薬剤師を引っ張っていくのは、今の学生達である。今の日本の薬学を見るだけではなく、日本以外の国も見てほしいと思う。

21世紀はアジアの時代といわれている。歴史を考えるとわかるが、世界のリーダーはヨーロッパからアメリカ、アメリカからアジアと移ってきた。このままだと、このアジアに日本は含まれないことになってしまう。

6年制薬剤師が大量に社会に輩出され始めたことから、これからは薬剤師としての知識や経験だけでは仕事にさえ就けない可能性も出てくるかもしれない。

しかし、英語ができれば、一例として薬事申請のための書類作成といった仕事もできる。日本で暮らす外国人が増えてきたので、病院や薬局でも患者や生活者としての外国人と話す機会も増えている。その際、英語で服薬指導ができれば、就職・転職には有利に働くだろう。

5. 子供たちの未来を担う学校薬剤師

学校教育法第12条によれば、「学校においては、別に法律で定めるところにより、幼児、児童、生徒、及び学生並びに職員の健康の保持増進を図るため、健康診断を行い、その他その保健に必要な措置を講じなければならない。」と書かれており、ここに「学校薬剤師」の任務が生じる。どこの国や社会でもそうであろうが、次代を担う子供たちは大変大切な存在で、社会の財産である。

しかし、子供たちが日本の財産であるのに、その財産を守ってないのが現状である。この問題を考えると、学校薬剤師の役割はもっと重要であって然るべきで、薬剤師は地域の子供たちのためにもっと働いてほしいと思う。街の薬剤師が副業的に学校薬剤師をやっているケースが多いが、学校薬剤師は、本来はそれだけを専門として行う職業であって、それなりの給与が支払われるべきではないだろうか。

健康の大切さを、子供の時から教えるべきである。教室の照明や採光、プールや飲み水の水質も確かに大切ではあるが、学校の土壌は安心か、食事はしっかり摂っているのか、変なものは食べていないか、ドラッグなどにさらされていないかなど、子供たちが健やかに育つための根本的なことに時間をかけるべきと思う。

父母の中には、家では手のかからない簡単な食事にして、学校給食に1日分の栄養摂取を期待している人も少なくないと聞く。

食生活に偏りがでると、当然、病気になる確率が上がる。生活習慣病がその例である。生活習慣病は昔、成人病といったが、今は子供たちもかかる病気となったため、名称変更になった。学校の環境などだけでなく、食の問題も薬剤師の仕事にすべきである。

東日本大震災後には、放射性物質の安全性が盛んに取り上げられた。校庭だけでなく、屋外プールや校舎なども汚染され、その影響をできるだけ抑えるためにどうすればいいのかなどの指導や対応策を考え、実施するのも本来は学校薬剤師の大切な仕事であったと考える。酸性雨などに関しても然るべきだ。学校を取り巻く環境衛生は、実はすごく重要な問題である。

日本国内では、経済格差が広がりつつあり、子供の貧困率も上がっている。公益社

団法人 セーブ・ザ・チルドレン・ジャパンによれば、わが国の子供の相対的貧困率は13・5%、7~8人に1人の子供が貧困になっているという。この状態では、教育が不十分なためにドラッグに走ったり、望まない妊娠や性病罹患の比率が上がったりすることを心配する。最近は「生理の貧困」という言葉も聞く。経済的な理由などから、生理用品を購入することができない若い女性がいるということである。

私が薬学部長を務めていた時に、薬学部医療栄養学科の学生たちが中心となり、「栄養カルタ(食育カルタ)」(図6a)を作って近隣の幼稚園や保育園、小学校などにプレゼントした。子供たちが遊びながら自然と食の大切さを学ぶことができればという思いで作ったものである。

このことをきっかけに、薬学科の先生や学生たちで「お薬カルタ」(図6b)を作成した。「お薬カルタ」では、ドラッグのことやタバコのことも盛り込んだ。こういうことは、小学生にこそ伝えておくべき大切なことだと考える。

こうした業務も学校薬剤師の仕事だと考えれば、前述したように、養護教諭のように学校に常勤していて当然なのではないかと思う。

最近は、「健康リテラシー（ヘルスリテラシーや医療リテラシーともいう）」という用語をよく聞く。健康リテラシーとは、健康面での適切な意思決定に必要な基本的健康情報やサービスを調べ、得て、理解し、効果的に利用する個人的能力の程度をいう。例えば、パンフレットの図や文章を読んで理解したり、医療機関の診療予約を取れたりするにとどまらず、健康情報を効果的に利用し、健康維持・増進に役立たせる能力のことだ。

個人的な能力だけではなく、より広く、ヘルスケア・教育システム・社会文化的因子を包含する考え方も出てきている。わが国の健康リテラシーは他国と比べて低いといわれ、背景にあるのは、日本のプライマリ・ケアの不十分さと推定されている。[12)]

また、子供の医療費に対して、都道府県では「就学前まで」、市区町村では「15歳の年度末まで」の助成をしている自治体が多い。この素晴らしい制度が、逆に病気にならない工夫やひいては健康リテラシーの低下に関係している可能性がある。健康リテラシーを高めることこそが、地域で活躍する薬剤師の役割であろうと思う。学校薬剤師が中学校などで「健康リテラシー」の指導ができないかと期待する。

しかし、今もって学校薬剤師を教育する専門機関はほとんど存在せず、薬学部でも「衛生薬学」という教科で、保健や衛生環境について多少学ぶ程度である。

また、現在学校薬剤師の仕事をしている人の中でも、「何をどこまでやるべきかがわからない」という声が多いのも事実。子供たちの未来を担う学校薬剤師には、広範囲な仕事への意欲をさらにかきたててほしい。

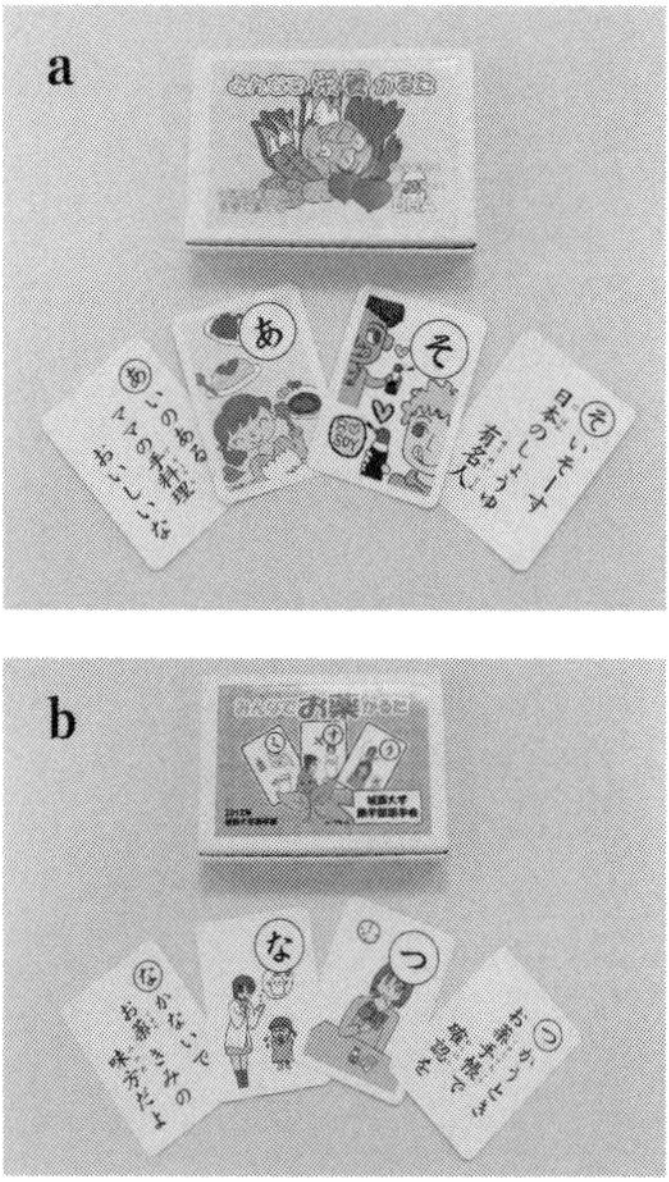

図6　a　みんなで栄養かるた
　　 b　みんなでお薬かるた

6. 病院薬剤師と街の薬剤師に期待される新たな仕事

今までの病院薬剤師の仕事は、外来患者の調剤を中心に、入院患者の調剤や病棟業務であった。しかし、医薬分業が進んだことで、外来患者の調剤は外部の薬局に回すことができるようになったので、これまで以上に入院患者へのクスリの説明に費やす時間が生まれた。

とはいえ、看護師中心だった病棟に薬剤師の常勤場所はないに等しかった。諸先輩薬剤師たちの努力が現在の病院薬剤師の礎となり、今は、医療の高度化・複雑化が進む中で、病院薬剤師は医師と同じく治療に欠かせない存在となりつつある。

6年制薬剤師が輩出されてきて、ようやく薬学も医療を支えるという感覚がわが国でも芽生え始めた。

もともと医師は患者を診ることが仕事なので、クスリに関しては薬剤師が担当することで、医師が診察に費やす時間が確保できる。本来、医療はチームで行うもの。どんなに優秀な医師でも、医療は一人では成り立たない。薬剤師がクスリのエキスパートとして加わるようになったことは、一人の薬剤師教員として誇らしいと感じる。

最近、「薬剤師外来」がある医療機関が増えつつある。

医師が診察時にクスリの説明を十分に行っていたとしても、それを100%正確に理解できる患者は多くはない。事実、ある服薬実態調査では「患者の服薬コンプライアンスが悪い」という報告がなされている。

「外来がん化学療法」が主流となったがん医療では、在宅で経口抗がん剤治療を行う患者のサポートが特に重要である。専門薬剤師や認定薬剤師も含め、病院薬剤師の幅広い活躍は今後もより一層期待される。

特に医薬分業により病院薬剤師の業務が病棟中心に移行したことで、やりがいも大きい分、非常に強靭な精神力が必要となる。自己研鑽を怠ることなく、まさにエキスパートとしての自覚と誇りも要求される。

昨年、病院薬剤師を主人公としたテレビドラマ『アンサング・シンデレラ』が放映された。これをきっかけとして病院薬剤師の立場を高めたい。

しかし、薬剤師の大多数は、街や地域の薬局にいる。その点では、病院薬剤師は仕事の内容を見ても特殊だと認識したほうがよい。

小さい頃から歯磨きの習慣や口腔ケアの重要性を指導することは、歯科医師だけの仕事ではなく、「国民の健康を守る」という意味で、街の薬剤師も担当すべき仕事の一つだ。

さらに、糖尿病などの生活習慣病も普段の心掛けが重要なので、街の薬剤師の仕事になりうる。

もちろん、介護のお手伝いも可能である。パーキンソン病様の症状になったらどうすればいいのか、家にいたほうがいいのか外で運動させたほうがいいのか、認知症にいい食べ物は何なのかなど、街の薬剤師には医療とクスリのコンサルタントとして活躍してもらいたい。

7. 介護難民の時代を支える薬剤師

少子高齢化が進む中、ターミナルケアも含め薬剤師と介護の関わりがクローズアップされている。財政難を考えれば、介護施設という箱モノを増やすのには無理がある。介護保険制度による居宅療養管理指導では、要介護者宅を訪問し、服薬指導や薬剤管理などを行う。これらは、これからの時代に必要とされる薬剤師の大切な仕事の一つだ。訪問リハビリや訪問栄養食事指導と同様に、今後は薬剤師による訪問薬剤管理指導がさらに重要になってくる。また、介護の中で薬学的視点を入れることは非常に重要である。介護や福祉の問題は、日本全体が真剣に考え、介護難民が出ないよう、超高齢社会に対応できるシステムを作らなければならない。

介護を受けることができない高齢者の増加に伴い、人知れず亡くなる人が増え、葬儀をする近親者がいない、介護に疲れた家族が自殺、などの問題がこれから増えていくことが十分予測できる。わが国は最先端医療に囲まれているようだが、COVID-19対応で医療システムの不備が叫ばれるようになった。高齢者の行き場がなくなってしまわないように、介護領域についても薬剤師がよく考える必要があるだろう。

日本は豊かな国だったが、今の若い人たちは私が生きてきた時代よりはるかに物心両面でつらい状況になろう。モノの値段はすでに香港やシンガポールが日本を追い抜いているが、韓国も日本と同程度になっており、やがては東南アジア諸国とも一緒になるだろう。わが国においては、「豊かな時代」は過去の物語となり、介護難民はますます増えていく。こうした問題は、人口が減少していく先進国が共通して抱えてはいるものの、最も差し迫っているのが日本ではないか。

この状況を打開するためにも、薬剤師には頑張ってもらいたい。今は、薬学や薬剤師が、世界に目を向け、地球上に生きている人類のために何をすべきかと、一度原点に返って考えるべき時期なのではないか。誰にも看取られずに多くの人が亡くなっていく、そんな時代が当たり前になる前に、何とかしなくてはいけない。

繰り返しになるが、そのカギを握るのが医療職では需要が下がってくるといわれている「薬剤師」なのではないかと思う。

8. 予防医療を踏まえた薬剤師のヘルスケア業務

厚労省によれば、2019年度の国民医療費（国民が1年間に使った医療費の総額）は国民所得の1割を超す43・6兆円に達した。このまま医療費が増え続ければ、財政破たんで日本は確実に潰れると言っても過言ではない。

医療費削減のためには、病気になったときの対応だけではなく、病気にならないための予防医療にも注目すべきであろう。また、予防医療の推進者を医師ではなく「薬剤師」に任せることができれば、医療費高騰の状況も変わってくるはずだ。

薬剤師法第一条には、「薬剤師は、調剤、医薬品の供給その他薬事衛生をつかさどることによって、公衆衛生の向上及び増進に寄与し、もつて国民の健康な生活を確保するものとする。」とあり、健康を守る＝予防することが、薬剤師の使命と解釈できる。世の中のほとんどの人は「健康に生きたい、元気に暮らしたい」と思っている。

ところが多くの薬剤師は、調剤をはじめとする薬物治療の適正化業務などで頭がいっぱいで、健康を守る＝予防するための対策はおざなりになっているように感じる。

薬剤師が予防医療で活躍するためには、医師法や医療法の改正も必要であろう。

多くの医療職が、自分たちだけのことを考えず、日本全体、時には世界全体を考え将来の医療を考えていくべきである。21世紀の薬剤師業務は、従来の保険医療が50％、予防医療となるヘルスケア業務が50％になるといわれている。そのためには、従来のOTC（一般用医薬品。市販薬、家庭用医薬品、大衆薬などともいわれる。医療用医薬品と区別する）しか販売できない、また、調剤しかできないという薬剤師では通用しなくなる。それ故に、これからの薬剤師は、予防医療や医療栄養、医療プロバイダーとしての高い知識水準を維持しなければならない。

なお、医療費の削減が期待できるものとして、ＡＩを利用した医療イノベーションがある。患者等に関する多様な医療データを活用したＡＩ技術に実現性が高いものが多くあるといわれている。

個人情報の問題、ＡＩを含めた科学技術を保健医療分野において開発・推進できる人材養成の問題などがあるが、急いで対応すべきことは明らかであろう。

ＡＩなどＩＴ技術の応用に関しては後にも詳細に述べる。

9．生活者に寄り添うこれからの薬剤師

病院や薬局など医療現場以外にも薬剤師が活躍できる場は実に多い。

昔から医食同源といわれるように、「医療」には「食」も重要だ。薬剤師は、生活者の食べ物についてもっと科学的、薬学的にコンサルテーションしていかねばならない。「食べ過ぎは万病の元」「食べものは〝毒〟にもなる」という発想が必要だ。糖尿病も高血圧も脂質異常症も、食べ過ぎによるところが大きい。酒もタバコも同様。広い意味の薬学という観点で、薬剤師も仕事をしていかなければならない。

これからの薬剤師が担う仕事には、病気の予防と健康促進業務が大きなウエイトを占めていく。

健康を守るとなれば、検査値が読めなければいけない。クスリと食べものの相互作用にも造詣が深くなければならない。「食べものもクスリも同じ」という発想が重要であろう。

城西大学は、日本で初めて管理栄養士養成課程である医療栄養学科を薬学部内に設

置した。

管理栄養士養成課程は、従来は家政系、農学系教育機関に設置されていたが、薬学部内に置き、薬理・薬物治療の基本的科目も必修とした。「医療」「生活」「食」の各分野をバランスよく学ぶ管理栄養士の養成を目的としている。薬剤師は、管理栄養士とも連携しなければならない。

「食」に関するものだけではない。家庭内で使用する化学物質にも注目すべきだろう。

例えば殺虫剤をスプレーしたすぐ近くに赤ちゃんがいる場合もある。大人は床から150センチメートルぐらいのところで息をするが、赤ちゃんは床から数十センチぐらいのところで息をする。

殺虫剤の一般的な溶剤の一つはケロシン（灯油）である。ケロシンはスプレー後に落ちていくので、床に近い方で殺虫剤濃度が高くなる。

赤ちゃんだけではない。殺虫剤をよく使う夏では、大人も部屋では裸足で過ごすことが多くなるが、床に落ちた殺虫剤の成分が足の裏から吸収される可能性も考えねばならない（研究室では、家庭で用いる殺虫剤の安全性研究を行った）。

また、シックハウス症候群もある。新築の家に引っ越してから、急に子供がアトピーになったと悩んでいる方がいたが、よく話を聞いてみれば、実はアトピーではなく新建材から出てくるフタル酸化合物が原因だったという事例もある（フタル酸エステル類の安全性研究も行った）。

そういった「家庭で使用する化学物質の安全性」に関することも、薬剤師の役目である。

私たちが普段の生活で接する殺虫剤、合成洗剤、化粧品、塗料などは、多種多様な化学物質でできており、日々これらにさらされている。そして、それらの吸収量がその人の許容量を超えると突然発症し、その後はごく微量でも過敏に反応するようになることがある。

食べものの中にも防腐剤や香料、着色料などの化学物質が含まれている。現実的に考えれば、近代文明の中で化学物質を一切排除することは無理であろう。

だからこそ、これからの薬剤師が担うべき役割は大きい。

薬剤師は、クスリや化学物質の専門知識をもって、健康全般に関するアドバイザー、コンサルタントとして活躍しなければならない。

この時、高いホスピタリティ能力、コミュニケーション能力が必要で、相手の表情やしぐさから、いろいろ察知する〝気づき〟の能力も重要になる。ハードルは高いが、そのハードルを超えることで得られるものは大きい。

最近、「メタ認知」なる用語が時々使われるようになってきている。対人関係をしっかり遂行することはスキルやノウハウより大事になることが多い。

薬剤師の需要が下がっている、はては薬剤師不要論も出てきた。

それは、薬剤師が今までの仕事に固執しているためである。職域を広げていけば、薬剤師の将来に明るい希望がある。

わが国でも薬剤師たちが胸を張って活躍できる時代となることを期待する。

10. ワクチン接種の対応

２０２１年になってＣＯＶＩＤ−19に対するワクチン接種が始まった。私が勤める城西国際大学が所在する千葉県東金市などは、今回のワクチン接種は集団接種から始めることになった。

城西国際大学には看護学部や薬学部があり、当然看護師や薬剤師の資格を持つ教員が大勢いる。

そこで、市役所や地域の基幹病院、さらには地域の医師会や薬剤師会などと連絡を取り、接種（投与）、接種前の問診補助、さらに接種後のアナフィラキシー観察に看護師教員が対応し、ワクチン保管とワクチンの希釈、注射器への充填などに薬剤師教員が手伝えるように動いた。

また、これに先立ち大学の薬剤師教員は、地域の薬剤師を対象にワクチンの希釈、注射器への充填に関する勉強会を開催した。

さらに、まだ薬剤師は筋肉内注射をすることができないが、さらなるパンデミックに対応することを念頭に、地域の薬剤師と大学の薬剤師教員も看護学部で実施している「筋肉内注射実習」を体験することになった。地域ワクチン接種の後には東金キャンパスでの職域接種となったが、職域接種でも本学の薬剤師・看護師教員が大活躍している。

特に、尽力いただいた看護学部の鈴木明子教授と薬学部の佐々木英久准教授、また、両学部学部長の宮澤純子教授と懸川友人教授に感謝したい。

第3章

薬学とモノづくり

私は、学生時代を含めると薬学部や薬学研究科で50年以上も過ごしたことになる。

その中で、あるときは学生実習で、また、研究室で、さらには企業の方と一緒に、クスリやそれに関連したいろんな「モノづくり」を経験した。

アイデア次第でいろんなものができ、そういったもので世の中の方に喜んでいただければと考えてきた。

この章では主に、私の主だった研究とは直接関係しない「モノづくり」について紹介する。

1. 外用剤を汎用サイズに

非ステロイド性抗炎症薬を含有したパップ剤やテープ剤が、医療用・OTC用共にいろいろ市販されている。これらの中には、昔から清涼感やかゆみ止めのためにℓ-メントール（和名は薄荷脳）が入っているものが多かった。しかし、私たちの研究でℓ-メントールには主薬の皮膚透過を促進する効果があることがわかり、それを指摘することによって某メーカーの外用剤が特許侵害から回避でき、生き延びたことがあった。

1980年代のことであるが、硝酸イソソルビドという狭心症治療薬を40㎎封入したテープ剤（フランドル®テープ）が発売されたが、100㎠というかなり大きいものであった。そこで、2つの吸収促進剤を組み合わせて面積40㎠のテープ剤（イソピット®テープ剤）にすることができ、東光薬品工業から販売された。なお、先発品であるフランドル®テープもその後、100から50そして40㎠となった。その他の外用剤開発については、現在進行しているものもあるので省略する。

2. キャンパス内ローズガーデンから生まれた化粧品

外用剤や化粧品の研究は私の専門に近く、先に述べた日本薬剤学会だけでなく日本香粧品学会のメンバーでもあったので、薬学部薬科学科の学生実習では練香水やハンドクリームを作ってもらっていた。

２０１０年、城西大学の創立45周年記念に何か大学グッズになるものはないかとの課題をいただき、「JU45 Aqua Lucia」と名付けたスキンケアセット（図７ａ）を作った。城西大学のある坂戸市が、当時、葉酸を多量に含む葉物野菜やサプリとしての葉酸に注目していたこともあり、葉酸を含む化粧水、乳液、洗顔料を作ることにしたのである。葉酸摂取が必要な妊婦だけでなく、生まれてくる赤ちゃんにも使えるというコンセプトであった。

しかし、タイミング的に使用者となるターゲット層のお母さん世代は、すでに大学を卒業しており、学生の赤ちゃんが大学に入る頃までは待てないとのことで継続製造にはならなかった。

城西大学・城西国際大学はポーランド、ハンガリー、チェコ、スロバキアからなるV４諸国（ヴィシェグラード4カ国）との交流が活発である。

14世紀の中世ヨーロッパ時代、ハンガリーの王妃であったエリザベート1世は、70歳という高齢に加え痛風に悩まされていた。しかし、ローズマリーを含む溶液（ハンガリアンウォーター）を体に塗ったり飲んだりして元気と若々しさを取り戻したという言い伝えがある（ローズマリーには収斂作用や抗酸化効果がある）。

ちなみにエリザベート1世は、72歳の時に20歳のポーランド王子にプロポーズされたとの逸話もあって、この溶液は「若返りの水」ともいわれるようになった。

そこで、資生堂ホネケーキ工業にお願いし、ローズマリー精油を多量含む香り高いホネケーキ（honey cake：糖分を入れて作った透明感がある石鹸のこと）を作ってもらったのである。

マレーシアやインドネシアの若い人たちからは、ニキビ予防にも大変よいと評判が得られた。

次はバラである。

ローズ水などは学生実習でも扱っていたが、当時「バラの谷」で有名なブルガリアとの連携の話があり、バラつながりで何かでできないかということになった（琴欧州関には大学に来ていただいたことがある。2メートルを超える力士は迫力があった）。

城西大学や城西国際大学キャンパスには立派なローズガーデンがあるので、それらを記念する意味でも化粧品ができないかとの依頼であった。

市販のローズ水を購入し、匂いをかいでみると、最初はバラの高い香りを感じるが、しばらくすると植物特有の必ずしもよいとは言えない臭いが残る。私は今でこそ、アロマ環境協会の顧問としてうんちくを述べることがあるが、その時ようやくにして、「香水はさまざまな香料から構成されており、全体として一つの香りにまとめられている」ことを理解した。

香水で最初に揮発するのはエタノールで、このツンとくるニオイを嫌う人がいる。そして、その直後に華やかで印象深く香るのがトップノートといわれる。しかし、この香りはすぐに衰える。

香水の香りの中心はミドルノートといわれる。しかしこの香りも時間とともに穏やかに衰え、最後はラストノートと呼ばれる香りが残る。

夏休み中の暑い研究室で、香りの王様ともいわれるブルガリアのダマスクローズ（ダマスクローズはクレオパトラも愛した「バラの女王」といわれる）を用いていろんな組み合わせの処方の香りを比較し、頭痛とともにローズウォーターが仕上がったことを鮮明に覚えている（ずっと臭いをかいでいると華やかな香りでも頭痛に変わる）。

これがＪＵ（ＪＩＵ）ブルガリアンウォーターとなった（図７ｂ）。

さらに、次はハンドクリームをということになり、ダマスクのようなゴージャスなものでなく、野バラを使って香りづけをすることにした。このハンドクリームのラベルには、ねこが野バラにじゃれつく絵柄を加えることにし、商品名もペタルソバージュ（野生の花びら）とした（図７ｃ）。ラベルのデザインという専門外のことをするのも楽しかった。

あるとき、前坂戸市長の伊利 仁氏から相談を受けた。私がやっていることと関係して、筆記具の企画・設計・製造までを一貫して行う川越市にある株式会社壽と何かができないかということであった。

私は文房具の変わり種には目がない方なので、いそいそと工場見学に出かけた。

そこで、筆ペンに目が留まり、第一感として、褥瘡や水虫の外用液剤の容器にならないかと思った。

直接手を触れないで製剤を塗布できたら、と考えたわけである。以前、点眼容器内側にメンブランフィルターを組み込み、保存剤フリーの点眼剤ができるはずと某点眼剤メーカー研究員に言ったことがあったが、医薬品は容器も含め開発に時間がかかることがわかっていた。

そこで、筆ペン容器を、医薬品ではなく化粧品容器に転用しようと考え、筆ペン型のリップバーム（図7ｄ）を作ってもらった。

なお、これらの化粧品を作るのには、チャレンジ精神旺盛な株式会社シャロームに大変お世話になった。

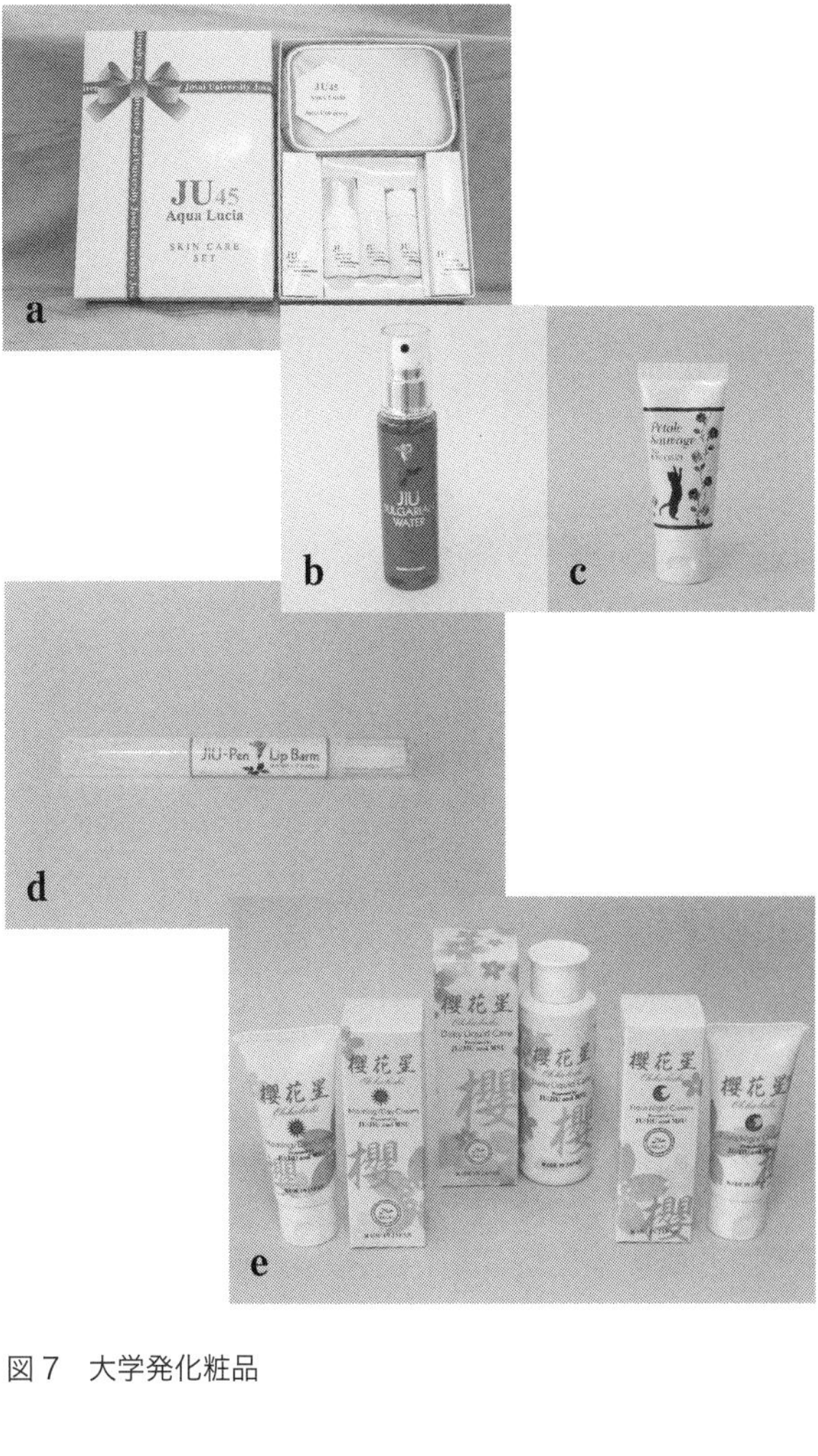

図７　大学発化粧品

もう15年くらい前のことである。当時は大学の仕事も忙しく、土日を入れて3、4日しか海外に行くことができなくなっていた（アメリカや欧州への学会出張となると最低1週間くらいが必要）。

近場にしか渡航できない中、あるきっかけでマレーシアやインドネシアに行く機会が増えた。

いずれもイスラム教の国なので、当然ムスリムが多く、彼らから「ハラール」について教わる機会に恵まれた。

イスラム法において合法なものをハラールといい、非合法なものをハラムという。ハラール認証を受けた食品は、ムスリムの人のみが食するものではなく、もちろん誰でも食べることができる。

最近では、オーガニック食材が日本でも大変人気となってきた。日本人は、ハラールと聞くと宗教的なものを想像するが、われわれ薬学者から見ると、ハラールは「健康」に密接に関係するものであることに気づく。彼らはまだ「生き死に」に直接関係する医薬品にまで１００％ハラールを要求していないが、可能なものは「ハラール」、すなわちノンポーク、ノンアルコールにしたいと考えている。特に、ここ10年は「ハラール化粧品」に注目が集まっている。

私は、2013年、埼玉県に対しハラール化粧品の開発を提言し、その提言が受け入れられ、埼玉県化粧品工業会も加えた「産学官」コンソーシアム「埼玉県化粧品産業国際競争力強化委員会」を設立することができた。[13]

本会の活動[14]は、2015年全国知事会の優秀政策集に掲載された。また、埼玉県戸田市と蕨市に工場を有する石田香粧株式会社が、ハラール化粧品の認証取得・発売にこぎつけた。しかし、ハラール化粧品をどのようにして創り、認証を受け、発売し、海外に送るかなどがわからないという話をよく聞いたので、大学発のハラール化粧品を作ることにした（図7e）。

また、その一部はマレーシアに送ることができた。ムスリムは、品質の高いハラール製品を待っている。高品質ハラール化粧品を彼らに届けてくれると嬉しい。

3. コロナ禍にアルコール消毒液普及を目指すが…

昨年春、COVID-19が広がり始めたときに、いちはやくアルコール消毒液を作ろうと考えた。

アルコール消毒液のコンセプトは、アルコール濃度を少し抑え、ヒアルロン酸やシソエキスなどを加えて「手に優しい」ものとした。「ラマンジュレ」という名前で世に出すことができたが、アルコールとスプレー容器が手に入りづらい時期と重なり、失敗続きとなってしまった。

ウイルスに対する消毒液として最も一般的なものはアルコール（エチルアルコール、エタノールともいう）であって、これが手指の消毒に有効ではあるが、高すぎる濃度は皮膚刺激が出やすい。このことを、きちんと発信すべきであった。

しかもその頃、ドラッグストアに商品を卸すバイヤーと話をして愕然とした。彼が言うには、「売れるものは日本製、アルコール濃度は70％以上であって、手荒れは気にしない」ということなのである。消費者は、とにかく殺菌力の高いものを求めていた。

有効で安全であることより、その時期の雰囲気で売れるモノが決まっていく状況は何としても打破しなければならない。「薬剤師による正しい健康リテラシー啓発活動があれば、こんなことにならないのに…」と思った瞬間であった。

世の中ではまだアルコール濃度の知識に関しては、情報が十分届いていない。アルコール消毒液には医薬品、医薬部外品、化粧品、雑貨とさまざまあるが、アルコール濃度が50％以上であれば1分間程度でウイルスを不活性化できる。なお、アルコール濃度が高いと手荒れの原因になることも改めて周知する必要があろう。

昨年、食塩水を電気分解した「次亜塩素酸水」（これは酸性を示す）が注目された。次亜塩素酸水は、家具や衣服にスプレーして消毒できる。しかし、すぐに分解して効果をなくすので、一般家庭で使用するのは難しい。厚労省は電気分解による正しい製法でつくられた次亜塩素酸は、モノに付着した新型コロナウイルスの消毒・除菌にも有用であるとの見解を示した。

しかし、消毒効果があるほどの濃度の次亜塩素酸水は、人の肌や粘膜にダメージを与える可能性を否定できず、手指への消毒に使用することは推奨されていない。

一方、塩素系漂白剤に使われている「次亜塩素酸ナトリウム」（これはアルカリ性）も消毒効果がある。次亜塩素酸ナトリウムは薄めてドアノブや机の上などの消毒に使用する。次亜塩素酸水との区別も重要だ。特に、次亜塩素酸ナトリウムを希釈すれば次亜塩素酸水となると考える人がいるので注意が必要である。

界面活性剤の「ベンザルコニウム塩化物」も消毒液として利用される。しかし、高濃度では皮膚や粘膜に炎症を起こす。また、ウイルスを不活化させるためには、長時間のつけ置き洗いが必要である。

「石鹸」による手洗いは有効だが、アルコールなどに比べてウイルスを不活化させるのに時間がかかる。そのため、30秒以上かけて手指に石鹸の泡をよくなじませて洗うことが重要とされる。

表1に、厚労省が示した新型コロナウイルス消毒・除菌方法一覧表[15]を示す。参照されたい。

表１　新型コロナウイルス消毒・除菌方法一覧
（それぞれ所定の濃度がある）

方法	モノ	手指	現在の市販品の薬機法上の整理
水及び石鹸による洗浄	○	○	—
熱水	○	×	—
アルコール消毒液	○	○	医薬品・医薬部外品（モノへの適用は「雑品」）
次亜塩素酸ナトリウム水溶液（塩素系漂白剤）	○	×	「雑品」（一部、医薬品）
手指用以外の界面活性剤（洗剤）	○	—（未評価）	（一部、医薬品・医薬部外品）
次亜塩素酸水（一定条件を満たすもの）	○	—（未評価）	「雑品」（一部、医薬品）
亜塩素酸水	○	—（未評価）	「雑品」（一部、医薬品）

※薬機法上の承認を有する製品が一部あり、そのような製品は手指消毒も可能。
※一部、食品添加物に該当する製品があり、食品衛生法の規制がかかる場合がある。

4. かつての研究を美容機器に応用

研究室では、皮膚を介してクスリを送達するイオン導入法（イオントフォレシス）や電気穿孔法（エレクトロポレーション）の研究をそれぞれ1980年代、90年代から進めている。2000年を過ぎた頃にはこれらがクスリだけでなく化粧品有効成分の導入にも利用できることがわかってきて、医療機器や美容機器試作の話も出た。しかし、研究を優先して特許化などはしないで進めてきた。

そんな中、イタリアの某企業から「アクシダームやメソアクティス（図8）という美容機器の使い方を教えてほしい」との連絡がきた。私たちの研究論文の結果をもとに美容機器を作ったものの、「詳細な使い方がわからない」という。奇妙な問い合わせであった。私たちは、電気穿孔法で皮膚表面の角層に微小な孔をいくつか開けて、その微小孔を透過経路として美容液成分などをイオン導入しようという研究をしていたので、アクシダームを少し使っているうちに、正しい使い方はすぐにわかった。

この美容機器は高価であったが、わが国はもちろん欧米でも美容皮膚科などで汎用されている。例えば、グーグルで「メソアクティス」と検索すれば、5万件以上がひっかかり、多くの美容外科や美容クリニックで使用されていることがわかる。

数年前からアクシダームやメソアクティスをハンディな形状に作り替え、自宅で手軽に使える美顔器の開発が始まっている。パナソニックが、私のアドバイスをもとにイオン導入法の原理を用いて家庭用美顔器を作った。パナソニックでは、その後イオン導入法と電気穿孔法を併用して浸透能を高めた美顔器の開発に成功した。

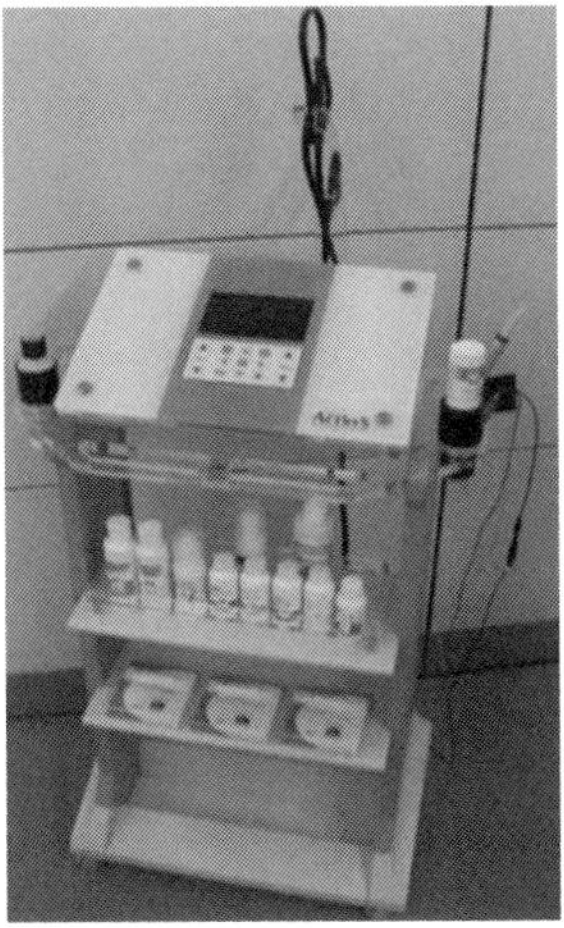
図8　イオン導入と電気穿孔機能を備えたメソアクティス

なお、この商品名をグーグルで検索すれば、なんと約500万件以上がひっかかった。現在ではいわゆる白物家電から撤退しているメーカーもある中、理美容家電に力をいれているパナソニックは、増収を達成したといわれている。まさに、想像が創造を生んだ例である。

5. クスリと相互作用しないハーブティの開発

ハーブティの成分には、クスリと相互作用するものが多い。セイヨウオトギリソウ（別名セント・ジョーンズ・ワート）はその代表である。

すでに多くの研究論文があるように、セイヨウオトギリソウを摂取することにより、シトクロムP450といわれる薬物代謝酵素（CYP3A4およびCYP1A2）が誘導されることがよく知られている。

他にも、カモミール、ショウガ、イチョウなどクスリと相互作用するハーブは極めて多い。

そこで、城西大学薬学部医療栄養学科の管理栄養士でもある堀由美子准教授と相談し、クスリと相互作用しないハーブティを大学グッズ（図9）として作った。

あまり広報しなかったが、こういう発想で飲み物を作ることを多くの薬剤師にも考えてもらいたい。

6. 独居高齢者を救うペットと一緒の食事

現在、一人で暮らす高齢者が増えている。一人で生活すると食生活が不定期になり、朝や昼を抜くこともあると聞く。

また、一人では寂しいので、ペットと一緒に生活する高齢者も増えた一方で、アレルギーを持つ人が20世紀後半から増えてきた。

アメリカでは、何らかにアレルギーを示す人が日本より多いと聞く。人のアレルギーが増えたというニュースは、10年、20年前からよくいわれてきたが、今ではペット（イヌやネコなど）のアレルギーも問題になりつつある。このことは、動物病院などに行けばすぐ教えてもらえる。

そこで、私は近隣の方々と一緒に、植物と植物成分からなる「健康によい」お菓子を作ることにした。

また、このお菓子はペットと一緒に食しても問題ないようにした（図10）。

お菓子の成分には米粉や米ぬかを用いた。

米ぬかは便通改善・整腸効果、肌荒れ解消・アトピー・花粉症改善、血液サラサラ効果・血糖値低下などに効果があるが、これは米ぬかにフィチン酸、イノシトール、フェルラ酸、γオリザノール、食物繊維など優れた栄養成分がたくさん含まれているためである。

また、このお菓子には「腸活」をサポートする栄養成分であるオリゴ糖や植物繊維を加えた。これらは腸内環境を整える善玉菌を増やす「プレバイオティクス」といわれている。「腸活」サポートし、血液サラサラにもよく、ベジタリアンやアレルギー体質の高齢者も安心して食すことができる。

飼い主とペットに主従関係がある時は、一緒に食べるのは向かないということも聞いたが、食が細くなっている高齢者がペットと一緒に、1日3食、しっかり食べられるならこれほどの朗報はない。

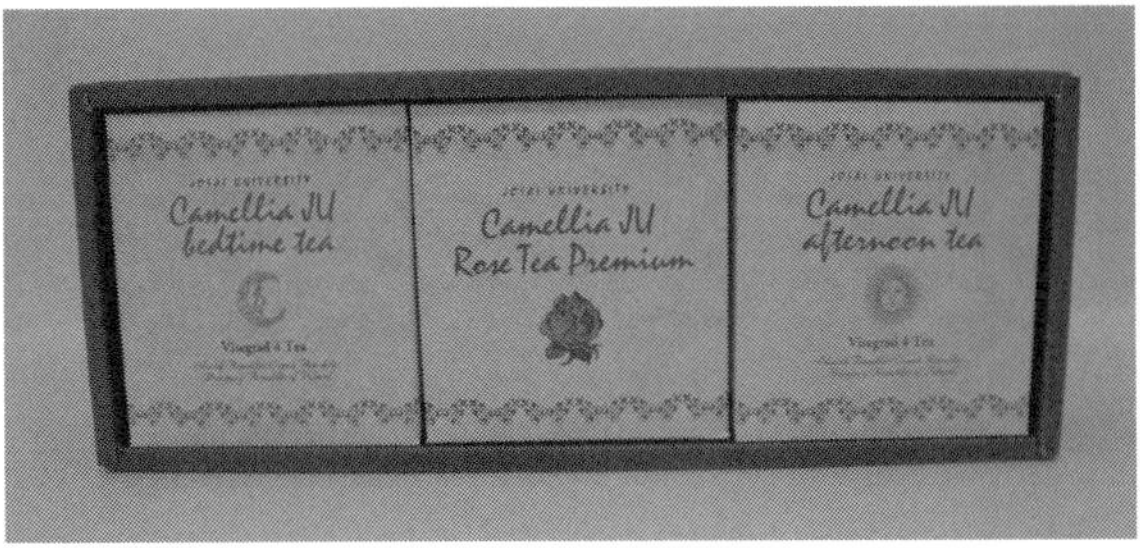

図9　カメリア JU ベッドタイムティ、ローズティ、および
アフタヌーンティのセット

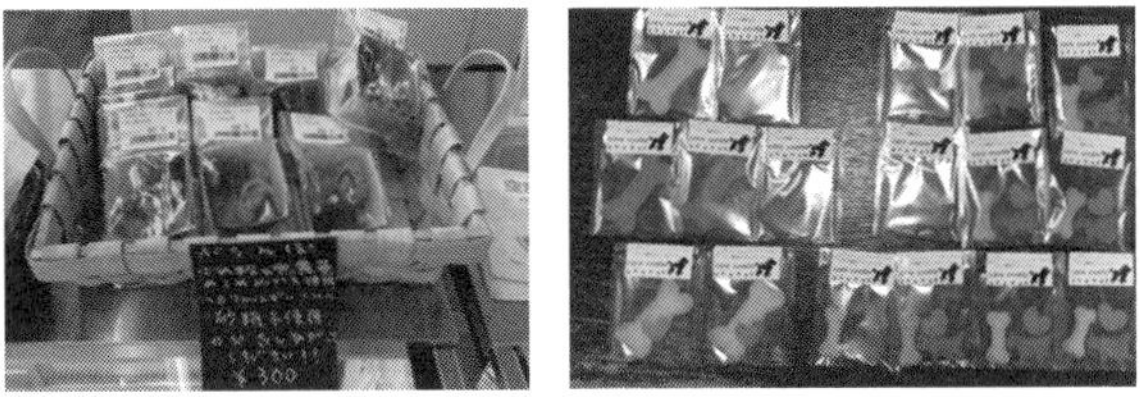

図10　ペットと食べるお菓子

7. まだ始めていないモノづくり

モノづくりは、学長になってからなかなか進まない。ゆっくり考える時間がほしい。そのなかで、アイデア止まりで進んでいないものがいくつかあるので、読者の皆さんが興味を持たれたならぜひ進めてもらいことがある。ここではこれらを列挙する。

大学にとって地域との連携は大変重要だ。

城西大学坂戸キャンパスの周りには耕作放棄地が多い。高齢化が進み、子供は農業をやらず、都内や近場で別の仕事を選んでいるので、田畑は所有しているものの耕していない。薬学部医療栄養学科が、この土地を使って何かをやりたいと言っていたことを思い出し、私が所属していた薬科学科と、地域連携をカリキュラムの中心に添えていた城西大学現代政策学部と一緒に、近隣の耕作放棄地を使った授業を始めることにした。大学の教員だけでなく、農業をやっていた高齢者にも臨時の指導をお願いした。

「このようなお年寄りに協力してもらって、途中で倒れたりしたら大変だなあ」と心配していたが、さにあらず、生き生きと学生を指導するではないか。

彼らにインタビューしたところ、「この年になって人にものを教えることができ、特に若い学生さんと話せて幸せだ。もう、作物の植え方などを教えることなどないと思っていた」と感謝されたくらいだった。

耕作放棄地どころか、耕作地がほとんどない都会ではできない授業だ。

私はここで、ニンジンを栽培することを提案した。収穫したニンジンは学生食堂に購入してもらい、収入は次年度の授業に生かす。

なお、ニンジンの葉っぱは食べることもできるが、ほとんどは捨てられる。茶葉と同じくニンジンの葉っぱにも脱臭作用があるので、ストーマ（人工肛門や人工膀胱）の脱臭に使ってみたいと考えた。

現在のストーマはほとんど臭いが漏れないようだが、使っている人（オストメイト）の不安を解消するために、このような自然のものを使ってもよいのではないかと思った。もちろん、靴敷に入れるものよいアイデアだと考えている。「捨てられるニンジンの葉を用いたストーマ」と言えば、聞こえもよいじゃないかと。

アメリカなどに行くと、カフェインが入ったコーヒーとほぼ同じ数のデカフェコーヒーが売られている。ご存じのとおり、子供は脳が未発達であり、肝臓での代謝機能が大人よりも低いため、大人と同量のカフェインを摂取するのは危険である。カフェインはお茶にも含まれる。

遣唐使が往来していた奈良・平安時代の留学僧が唐よりお茶の種子を持ち帰ったのが、わが国のお茶の歴史の始まりとされているが、庶民に広がったのは江戸期で、もちろん現在もよく飲まれている。しかし、子供にはお茶は薦められない。

坂戸キャンパスの近くは狭山茶の栽培が盛んだ。そこで、デカフェ狭山茶を作ってみたいと考えた。すでに「デカフェティ」と検索すればいくつか出てくるが、クスリとの相互作用なども調べ、新しい「デカフェティ」ができないかと思う。

数日前にお茶のカテキンが口内の新型コロナウイルス量を減らす作用があるとの報道を見た。以前、カテキンの皮膚からの吸収性について研究したことがあるので、カテキンの利用法についても考えてみたい。

小麦に含まれるグルテンによって、皮膚症状、消化器症状、疲労感などが現れる人が増えてきたと聞く。小麦アレルギーともいわれている。

すでにグルテンフリーのパンが世の中でよく見られる。埼玉県はうどん県といわれる香川県に次いでうどんの消費量が多く「加須のうどん」は特に有名だ。また、埼玉に住んでいたので「山田うどん」は全国チェーンかと思っていたが、所沢が創業の地であることがわかった。

そこで、地域おこしも兼ねて「グルテンフリーうどん」を作ってみたいと思った。グルテンはつなぎの役目も果たすので難しいと思ったが、「グルテンフリーうどん」と検索するとすでにいくつか出てくる。先を越されたが、アイデア次第では変わり種の「グルテンフリーうどん」ができるのではないかと思う。

その他、まだまだいろいろ考えられると思う。ジャストアイデアで申し訳ないが、「ボツリヌスフリーのはちみつ」などもできないか。赤ちゃんにもはちみつを飲ませてあげたい。

他にもさまざまな食品から卵や乳製品、ピーナッツ、そば、エビなどの甲殻類のアレルギー物質を取り除ければ、多くの人に朗報となろう。生活者の健康を守る薬剤師にもいろいろ考えてほしい。

この章の最後に、私の夢の一つを伝えたい。

今までローズの香りがする化粧品をいくつか作ってきて、いつか「サクラのかおり化粧品」を作ってみたいと思うようになった。もちろん、桜の花びらにはほとんど香りはなく、さくら餅の香りも「サクラのかおり」ではない。

でも、マレーシアの元観光大臣のNg Yen Yenさんと話してから、日本はもっと「さくら」で売らなくてはならないと感じるようになった。

「ソメイヨシノ」以外にも約600もの種類の桜があるのに、ひとくくりでサクラとしてよいのか、とも思う。すでに一度トライした「サクラのかおり化粧品」では、桜（サクラ）はバラ科サクラ亜科サクラ属の樹木であることから、ダマスク系バラの甘く華やかな香りを抑え、紅茶の香りのようなアジア系の香りを加え、和のイメージを広げられるような香りにした。

いつかゆとりができたら、製品にしてみたい。日本を代表する花であるサクラを使って「日本おこし」をしていけたらと思う。まさに、想像から創造である。

第4章

大学教育について

がらにもなく副学長を経て学長になって「教育」とは何かについて考える機会が増えた。大学の教育論に関する本も読み漁った。

教職員は、うまくいかないことを時として学生のせいにする。また、いつもチャレンジしていくと失敗することも増え、失敗すると叱られるので、結局シニア教員の言うとおりにして黙っていることになる。また、残念ながら、失敗した教職員を責めることで自らの責任を果たしたことにするような教職員もいる。

学生の指導も難しいが、教職員の指導はそれに輪をかけて難しい。

1. 困っていること

お恥ずかしいことではあるが、大学で困っていることがある。

コロナ禍で、キャンパスに出校しない教員が少なからずいる。感染が怖いので出校しない、自宅からオンラインで授業をするというのである。

もちろんこういう教員は、授業がない夏休みや春休みにあっては入学・卒業式や入試などのイベントがない限りキャンパスに出校しないので、授業（講義・演習・実習）だけが教育だと思っているのかと疑ってしまう。授業に関する質問などを受けるはずのオフィスアワーさえも、授業日の昼休みとする教員がいた。昼休みは、学生にとっても昼食をとる貴重な時間だ。さらに、いくつかある授業を特定の曜日に詰め込んだり、朝の1限目を避けたりする教員がいる。

そこで、今年度からオフィスアワーを昼休みに入れないことにした。また、時間割は特別な事情がない限り変更しないことにした。特に困るのは、学生に寄り添わない教職員が相当数いることである。「学生はもう大人で一人前なのだから、こまごましたことは任すことにしている」ということのようだ。ゼミや研究室での指導内容・方法は担当の教員に任せることになっているのをいいことに、しっかり指導しておられる教員がいる一方で、おろそかにする教員もいる。こういう教員のある一定数は、学生中心の教育が理解できていないし、学生の考え方や希望に無関心なのかもしれない。

学部長などから指導をしてもらうと、「教育効果が上がらない原因は学生のせいである」と述べる教職員が相当数いると報告を受けている。まさに、知識の切り売りで、時代に合った教育を付与するために努力をしていないのではないかと疑う。

このような状況の中で、２０１９年に発売された『Think CIVILITY「礼儀正しさ」こそ最強の生存戦略である』[16]を読んだ。学生だけでなく教員にも、知育とともに徳育が重要であることを再認識した。

現代は、医療や科学技術のみならず人文科学や社会科学などにも、データサイエンスの考え方が必要になってきており、素晴らしい教育研究実績を有する教員であっても、これからの10年、20年を考えながら研究を進めていかねばならない。研究をしない教員は大学にはいらない。そういう意味でも大学院の充実は、私学にとって大変重要である。

先日、高校の『最新 情報の科学』17)と『最新 社会と情報』18)を読んで愕然とした。高校での情報教育の先進性と、レベルの高さは想像以上だった。読者の皆さんもぜひ一読してほしい。皆さんの、10人に9人は「大学教育は時代の進歩についていっていない」ことをはっきりと認識できると思う。

「できる学生」を可愛がり、「できない学生」を排除する教員も中にはいるように感じる。本人はそのようにしていると感じていないのかもしれないが、学生自身や両親などからそういうことを聞くことがある。「できる」というのは学部の授業だけでない。強化運動部などでは、運動が「できる」「できない」でも同様なことがいえる。できない学生の指導も大変重要である。

大学時代、最も重要なのは、学生同士の語らいかもしれない。教職員はそのことをよく理解すべきであろう。また、キャンパス外での教育、例えば、地域や企業での活動も大変重要だと考えている。正解は一つではない。私たち教職員が、いつも懸命に考えておくべき課題でもある。

2. 今こそ教職員の意識改革が必要

オンライン教育の必要性は20年近く前から叫ばれていたものの、遅々として進まなかった。しかし、COVID‐19の蔓延という教育の危機によって、ほとんどの大学がオンライン教育という新しい方法を手に入れた。緊急事態宣言下では、テレワークや教員による自宅からの教育コンテンツのオンライン・オンデマンド配信が推奨された。とはいえ、今回のCOVID‐19による社会情勢の変化を経験して、「学生の居場所の中心は、やはりキャンパスにある」と思い知らされた。

「オンライン対応だけ」ではつまらないという理由は、友達と会えない、語れないためであった。キャンパスは勉強だけする場所ではなく、友人と会う場所、課外活動を行う場でもある。学生の希望を問うても、キャンパスでの対面授業もオンライン授業と並行して行ってほしいとの回答が多い（もちろん、自宅からオンライン講義を受けたいという学生もいる）。学生中心の教育を遂行するためにも、大学は（感染対策に十分に配慮しながら）対面での教育・指導を工夫し、充実させることが重要である。

もとより、学生への教育は講義・演習・実習だけで完結できるものではない。オフィスアワーの利用は言うに及ばず、ゼミや研究室でのグループ指導や、時にはマンツーマン指導も必要である（教員負担は講義・演習・実習ではなくむしろグループ指導やマンツーマン指導で大きいので、教員評価には授業外での学生指導にも注目すべき）。キャンパス内だけでなく、企業や地域での学習機会も増やしていきたい。なお、グループ指導やマンツーマン指導を増やせば学生の考え方や希望に関する情報取得も今よりは迅速・容易になると考えられる。

従来、大学は学生に知識（一部は技能）を付与することに時間を割いた。しかし、今大学は主体的・対話的で深い学びをする場所に変わりつつある。効果的な教育内容・方法（アクティブラーニングなど）についても、教職員は、学内だけでなく学外からも情報を得て改善していく必要がある。

大学は専門分野を教えるだけの場所ではなく、城西大学の創設者である水田三喜男先生の言葉を借りれば「学問による人間形成」の場である。すなわち、大学は学生に「実際の社会や生活で生きて働く知識および技能」、「未知の状況にも対応できる思考・

判断・表現力」、「学んだことを人生や社会に生かそうとする学びに向かう力と人間性」を付与すべく努力しなければならない。

特に、私が現在所属する城西国際大学は「国際」を冠する大学であるから、多文化共生社会におけるグローバル人材としての倫理観や人としての生き方の指導もまた（職員も含めた）教職員の役割である。特に、国際社会や多文化共生社会にあっては、ダイバーシティやインクルージョンの考えが重要であることを学生に伝えてほしい。

国際連合が２０１５年に提唱した「Sustainable Development Goals：ＳＤＧｓ」は、２０３０年までに先進国から途上国までが普遍的に取り組む世界共通の物差しで、貧困の撲滅や気候変動等の幅広い課題を解決し、持続可能な社会を実現するための重要な指針である。「No one will be left behind.」はＳＤＧｓの基本コンセプトの一つだ。

私は、そのようなＳＤＧｓの考え方のなかで、「ダイバーシティ＆インクルージョン」の重要性に脚光が当たってきたと考えている。ダイバーシティにはさまざまな属性が想定される。「多様性を受け入れる」というと、「女性にも男性同様の職責や待遇を与える」や「外国人を受け入れる」といったわかりやすいことに注目しがちであるが、ダイバーシティは、もっとさまざまな個性や差異にも配慮して、区別や差別することなく認めて受容することである。一方、インクルージョンは「包括、受容」と訳されるが、もとは、障害を持った子どもが学校や社会に参加する「インクルーシブ教育」という言葉に使われた。これは、障害があるから支援学級に通うのではなく、通常クラスに属して、障害の有無に関わらずそれぞれの能力を伸ばす教育を目指す。

このように、ダイバーシティとインクルージョンは非常に似ていて区別がつけにくい概念であるが、「ダイバーシティ&インクルージョン」とは、人々の多様性（＝ダイバーシティ）を認め、受け入れて活かすこと（＝インクルージョン）」といわれる。

私たちが生きているこの世界には、ジェンダー（男女差、LGBTQなど）、年齢（ジェネレーション）、国籍、人種、民族、健常者と障害者、宗教、言語、など多くの属性が存在する。「ダイバーシティ&インクルージョン」の考え方では、さまざまな属性を持つ人々を等しく認めて、それぞれの個性、能力に応じて適材適所で活躍できる場を与える必要があるといわれる。とくに、マジョリティにある方々のマイノリティに対する理解が重要である。

たとえば、仕事と育児や介護との両立、さらには職場での仕事とテレワーク（在宅勤務）といったワークバランスの重視も必要とされている。すべての人を組織の人材として受け入れることが重要である。

さて、大学教育の現場でも、大変革が進行している。その原因の一つは大学生がZ世代になったことだ。Z世代とは、概ね1990年代中盤から2000年までに生まれた世代を指す。生まれた時からデジタル機器やインターネットが当たり前のように存在し、Webを日常風景の一部として感じ取り、また、パソコンよりもスマートフォンを日常的に使いこなし、生活の一部としている。スマートフォンを使ってインターネット検索等で物事を簡単に調べることができることから、望めば簡単に知ることができると感じる世代である。そのため、Z世代への大学教育では単に知識だけでなく、「議論すること」、「考えること」を重要視するよう変わってきた。

変革が起こっているもう一つの原因は、大学では学部長や研究科長ではなく学長のリーダーシップの下で、戦略的にマネジメントできるガバナンス体制の構築が不可欠というように変わってきたことである。学長のリーダーシップといえば、トップダウンだと考える方が多いかもしれないが、学生はもちろん、教員や職員も納得しない限り大学は発展しない。もちろん今までのように、学部長や研究科長にも一定の責任がある。そのような環境変化のなかで、私は、リーダーはまず相手に奉仕し、その後相手を導くものであるという考えのもとに生まれた「サーバント・リーダーシップ」という考え方がよいのではないかと思うようになった。世界は多様化し、一つの属性の考え方では人は生きていけなくなったためだ。東京パラリンピック２０２０で言われた「#WeThe15」はそのエポックであったかもしれない。

教員の業務は正課授業だけでなく、正課外活動、履修相談、就職活動への学生指導も含まれる。本学では教職員に「学生に寄り添う」ようお願いしているので、授業期間中はもちろんのこと、学期間の休み中であってもキャンパスに出校して学生教育を行う。特に文系の教員は事務職や理系・医療系教員とは異なり、毎日出校するという考えが薄いが、学生に迷惑がかかるようでは真の教育者とはいえない。

教育内容は時代の変遷とともに変わり、授業を受ける学生の気質もまた時代とともに変わる。したがって、教職員は授業内容も改変すべく努力する必要がある。特に、教員は豊富な学問的業績を有する専門分野を持ち、それを充実するために研究し続けることもまた重要である。学会や研究会への参加・発表も重要な業務である。

大学・学部等は、ある割合で実務家教員が必要である。実務家教員は、実務家であり続けるために現場体験も継続する必要がある。一方で、一般教員にあっては、学部とともに大学院の教育にも携わる必要がある。教員が大学院の指導能力を示す、いわゆるマル合や合教員であり続けるのは当然である。

学生評価や学生からの評判がすぐれない教員は、上司や学生評価が高い教員（他大学の教員を含む）などからノウハウを学び、学生に寄り添って教育・指導していくことの重要性を正しく理解する必要がある。学科制（学科目制）の学部などにあっては、助教の段階で、一人で教育に当たることになるので、同僚や上司との連携など今以上に努力してほしいと願う。

自明のことであるが、教職員は学生同士の協力や学生の活動を積極的にサポートする必要がある。学生の学びは、教職員からだけでなくむしろ学生同士や地域での活動から多く得られる。

3. 大学教授は消える仕事？

『週刊東洋経済』２０２１年1月30日号において、「消える仕事18」に大学教授が選ばれた。

今は、18歳人口が減少しているのに大学数が増加していることから、大学はだれでも入れるところとなり、入学者の学力レベルが低下しつつあるといわれる。世界ランキングでも日本は、欧米や中国の大学に差をつけられている。このような現状から、日本ではこれから大学の淘汰が進み、大学教授も消えていくと書かれている。

もちろん、すべての大学がオンラインで講義をするなら、一つの科目に関して、日本で素晴らしい講義をする先生が一人いれば、事足りることになる。

「薬学生」の将来だけでなく、教える側の「薬科大学・薬学部の教授」もまたその必要性が低下するといわれているのは皮肉と感じる方もおられるかもしれない。

しかし、これからの患者や生活者が何を望むかをよく考え、薬剤師や大学教授のあり方をしっかり考えていくことで、これらの問題は解決に向かうものと期待する。

4. これからの社会を見据えた教育

世界は今、経済、政治、文化、地政学などあらゆる面において、すさまじいスピードで変化している。特に環境破壊、気候変動、飲料水の不足、移民の増加、人口の少子高齢化、女性の低い社会的地位、民生用原子力の危険性、テロの脅威、原理主義の台頭、所得や資産の格差増大などの問題は、以前にもまして顕著になった。

21世紀になってから、ＳＡＲＳ（重症急性呼吸器症候群）、ＭＥＲＳ（中東呼吸器症候群）、Ｚｉｋａウイルスなどでおたおたしていたと思えば、現在のＣＯＶＩＤ－19の感染拡大が始まった。

このコロナ禍によって、貧困や移民の問題がクローズアップされたし、科学的知識の大切さも再認識された。

これからの社会を考えると、グローバル社会での感染症パンデミック、中国の台頭による米中摩擦、ＡＩ、デジタル化、データサイエンスなどの加速的な技術革新、シンギュラリティへの準備、生命工学・遺伝子操作・細胞培養などのバイオテクノロジーの急速な発展、地球規模の気候変動や環境破壊、地球人口の増加や移民問題とこれに関わる飲料水や食料問題、カーボンフリーなどのエネルギー問題など、既存学問だけでは解決できない課題も多いのではないかと感じる。

特に、ＡＩに関する課題は、今のうちにしっかり議論して対応すべきであろう。ＡＩの進歩によって、私たちの社会は確実に変化している。あらゆる職種において、ＡＩで何ができるかを理解し、しっかり活用していかねばならない。

学生は、一度職に就いたら40年間同じことをやり続ければよいという考えをまず捨てなければならない。常に何が起きているかを把握し、必要に応じて新しいことを学習し続けることが重要になろう。

わが国の学生は、以前に比べておとなしく内向的になってきたように感じる。世界はグローバル化し、東アジアや東南アジアの近隣の国々が外向きになってきているのに、日本だけがなぜか内向きになっている。他人事ではない。

5. 大学評価と偏差値

読者の皆さんは、大学を評価する基準として、偏差値を目安にしているかと思う。たしかに、偏差値は大学を評価する一つの指標になるが、本当に大切なのは、大学の教育力である。入学時の学力よりも、むしろ卒業時の学力のほうが大切だと思うようになってきた。偏差値の高い大学を卒業した者が必ず社会で活躍するとも限らない。

最近、大学は知識ではなく、考える力、いざというときに頼りになる人材かどうか、などの教育成果で測られるようになってきたと感じる。わからないことはスマートフォンやPCですぐに調べられるので、知っていること自体は特に大切なわけではなく、その知識をどう使い、考えるのか、物事を実行する能力があるかどうかが重要である。

その点では、『ザ・タイムズ・ハイアー・エデュケーション』(イギリスのタイムズが発行している高等教育情報誌)が中心になって作成しているTHE世界大学ランキングや、イギリスの大学評価機関のクアクアレリ・シモンズ(QS)のほうが大学の力を正確に把握できているように思う（表2に前者の評価指標を示す）。

残念ながら、日本の大学のランキングは、中国やASEANの国々に比べ、年々下がってきている。特に「国際性のなさ」などが影響しているようなので、日本の大学も今まで以上にグローバル化を急がねばならない。

表2 THE世界大学ランキング日本版のランキング指標

1. 教育リソース
（5項目で構成され、全体の34%を占める）
学生一人あたりの資金（8%）
学生一人あたりの教員比率（8%）
教員一人あたりの論文数（7%）
大学合格者の学力（6%）
教員一人あたりの競争的資金獲得数（5%）

2. 教育充実度
（5項目で構成され、全体の30%を占める）
学生調査：教員・学生の交流、協働学習の機会（6%）
学生調査：授業・指導の充実度（6%）
学生調査：大学の推奨度（6%）
高校教員の評判調査：グローバル人材育成の重視（6%）
高校教員の評判調査：入学後の能力伸長（6%）

3. 教育成果
（2項目で構成され、全体の16%を占める）
企業人事の評判調査（8%）
研究者の評判調査（8%）

4. 国際性
（4項目で構成され、全体の20%を占める）
外国人学生比率（5%）
外国人教員比率（5%）
日本人学生の留学比率（5%）
外国語で行われている講座の比率（5%）

6. わが国の大学教育はグローバル化できるか？

わが国の国際的な競争力が劣ってきている現代においては、特に高等教育の最前線である大学こそグローバル化が重要である。国際的な大競争時代にあって、求められているのは「国際人材」であり、今必要なのは「世界に勝てる若者」である。

城西国際大学でも、海外留学の推進や語学教育の充実などを教育の柱として掲げている。しかし、世界で活躍するには、故郷や家族・友人との離別や、海外の地域によってはテロ、事故、病気など身の危険が伴うことが考えられる。外国語によるコミュニケーション能力と、文化・慣習・食事・マナーの違いを克服することも必要だ。

「国際人材」には、語学力やコミュニケーション能力はもちろんのこと、主体性・積極性に富み、チャレンジ精神旺盛で、協調性・柔軟性・責任感・使命感に優れ、かつ異文化に対する理解と日本人としてのアイデンティティーも必要であるという高いハードルがある。

また、従来型日本企業の多くで、グローバルに活躍できる経営幹部層の人材不足が指摘され、グローバル人材育成が事業展開のスピードについていけないという欠点もあるといわれている。

しかし、わが国には今まで培ってきた長所も多い。例えば、世界一の健康・長寿社会が達成できたこと、もったいない精神よろしく、省エネ・再エネに気を使い、気候変動対策や循環型社会を目指してきたこと、また、森林や海洋等の自然や環境を守ってきたこと、そしてなによりも平和と安全・安心社会の実現に努力してきたことがあげられる。これらはもっと誇りに思ってよいと思う。

これからは、世界の動きに対し強い好奇心や関心や、新しいことに対する高いチャレンジ精神を持つことが必要で、さらに、変えることを躊躇しない精神力が大切だと感じる。特にこれから社会の中心となる若者には、こういう不確実な時代だからこそ、チャンスが見つかると考えてほしい。

欧米の若者だけでなく、中国や韓国、そしてASEAN諸国の若者と話し合ってほしい。彼らの多くが「国際人材」を目指している。彼らとわが国の若者は変わらない。前述したようにわが国には長所も多いのだから。

7. リテラシーとリベラルアーツを学ぼう

「リテラシー」とは、物事を正確に理解し活用できることといわれている。学問をやるための基礎体力に相当する。例えば、読み方、書き方、理解力、分析力があげられる。

最近ではネットリテラシー、コンピュータリテラシー、メディアリテラシーという言葉があるので、インターネット、コンピュータ、デジタルメディアを正しく活用できる知識や能力も重要となってきた。また、情報リテラシーという言葉があるが、これは図表の見方も含む。

一方、「リベラルアーツ」とは倫理・哲学や文学、歴史などの幅広い教養、文章や情報を正確に読み解く力、外部に対し自らの考えや意見を的確に表現し、論理的に説明する力、ビッグデータやＡＩなどを使いこなすために情報科学や数学・統計の基礎知識などである。現在では、文系・理系を問わず必要といわれている。

リベラルアーツは、大学の１、２年次に勉強するのが望ましいが、思い立ったが吉日である。勉強するのに遅すぎるということはない。

１９８０年くらいまでは、大学に「教養課程」をおく大学が多かったが、その後専門分野の多様化によってなくなった。

いまは、Industry 4.0で例示されるように、科学技術が劇的に進展する一方で、近い将来さえ予測するのが困難なＶＵＣＡ時代（Volatility：変動性、Uncertainty：不確実性、Complexity：複雑性、Ambiguity：曖昧性）にある。このような時代では、学生は文系や理系だけにこだわることなく文理融合して学修する必要がある。とくに、リベラルアーツについては、どの学部学科の学生であっても、もちろん薬学部生であっても、しっかり学ぶべきである。

デジタル化や多くのものがＡＩに代替されているなかでは、いままで以上に、未知の課題に対する解を導き出すための「想像力」と「創造力」が必要である。

今全世界に広まっているものに「ＳＴＥＡＭ教育」がある。これは、Science（科学）、Technology（技術）、Engineering（工学）、Art（芸術・教養）、Mathematics（数学）の要素を盛り込んだ教育手法のことである。

ＡＩやロボットが社会進出し、私たちの生活の中にもスマートフォンやタブレットなどの電子機器が増えた。

このように社会が変わっていく中で必要となるのが「新たな変化を生み出せる能力を持った人材」「社会をデザインできる人材」である。

ＡＩは１を10や１００にするのは得意だが、０を１にするのは人であるといわれる。リテラシーとリベラルアーツ教育を介して、ゼロから創造できる人材になるよう努力することが重要であろう。

8. ジョブ型雇用とメンバーシップ型雇用

最近、学生の就職の仕方が変わってきた。これは日本の雇用システムがメンバーシップ型からジョブ型に移ってきたためといわれている（図11参照）。薬学部ではこのような説明がおそらくないと思う。

ジョブ型雇用を一言で表すと、仕事に人をつける働き方である。求人の時点で職務内容や勤務地、給与などが明確に定められ、配置転換や昇給、キャリアアップなどはない。一方、メンバーシップ型雇用は、人に仕事をつける働き方である。仕事内容や勤務地などを限定せず、候補者はポテンシャルや人柄を考慮に入れて採用される。

日本企業の多くは、今まで終身雇用・年功序列とともに、メンバーシップ型雇用であった。これからは日本でもジョブ型雇用が増える。大学でもジョブ型インターンシップを始めなくてはならない。専門職などに対するジョブ型雇用は、持っているスキルを伸ばしていける利点はあるが、将来にはなくなる専門職もある。50年ほど前に脚光を浴びたキーパンチャーはその典型例である。大企業のジョブ型導入で、新卒の一括採用がなくなる可能性もある。なお、薬剤師採用はジョブ型雇用に近い。ジョブ型雇用では、昇格するか転職しなければ、本来給与が上がらないことも知っておきたい。

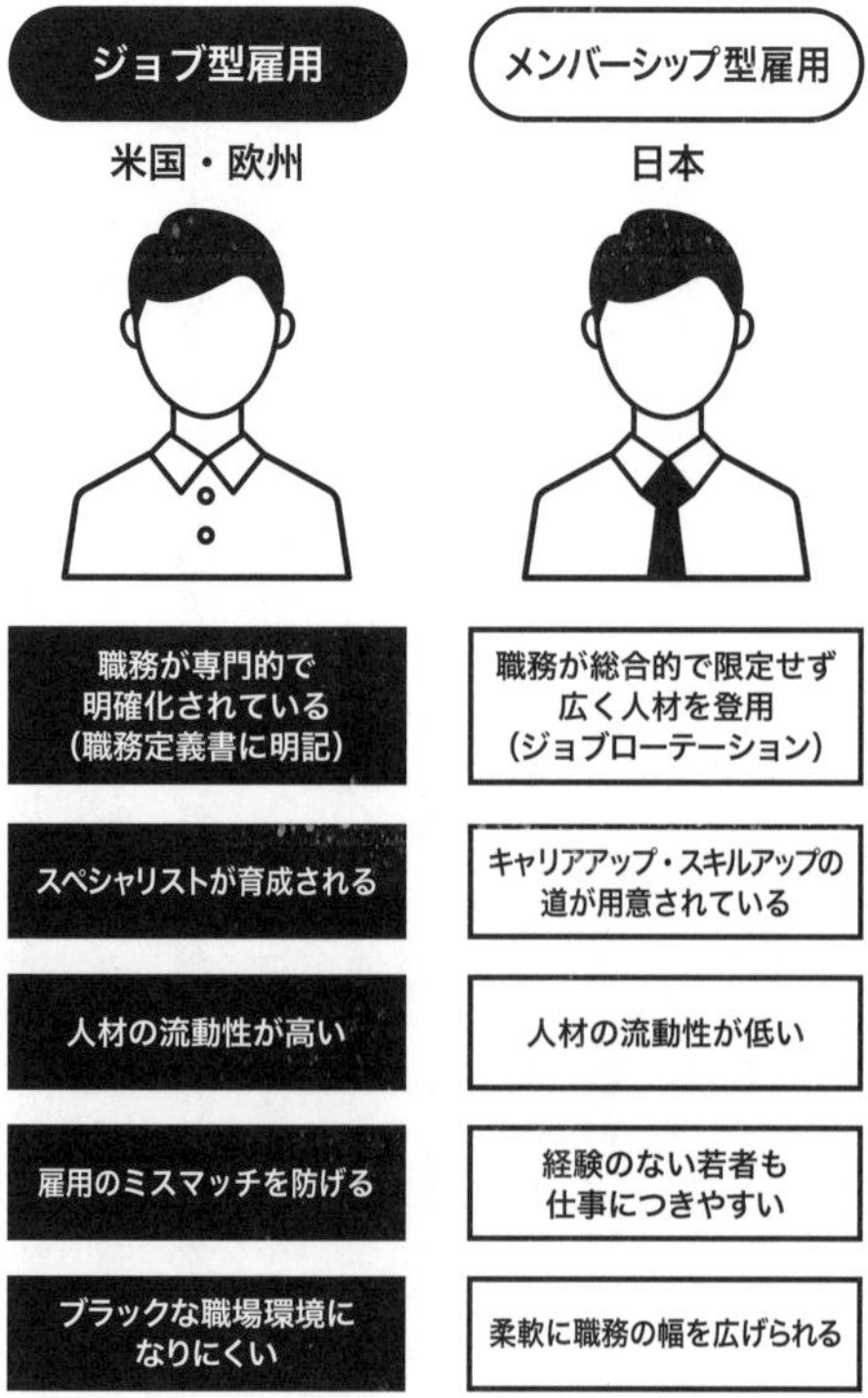

ジョブ型雇用	メンバーシップ型雇用
米国・欧州	日本
職務が専門的で明確化されている（職務定義書に明記）	職務が総合的で限定せず広く人材を登用（ジョブローテーション）
スペシャリストが育成される	キャリアアップ・スキルアップの道が用意されている
人材の流動性が高い	人材の流動性が低い
雇用のミスマッチを防げる	経験のない若者も仕事につきやすい
ブラックな職場環境になりにくい	柔軟に職務の幅を広げられる

図11　ジョブ型雇用とメンバーシップ型雇用

9. 今の学生へ

本章の最後に、学生へのエールを送りたい。

知らないことを知るのは楽しいこと。知識をたくさん得ることは重要であるが、ある課題が出たとき、どうしたらよいのかと悩みながら考えることが学習になる。また、これが勉強ではなく探究になる。

大学は、勉強する場所ではなく探究する場所だ。試験の前に「どのような問題が出ますか?」など聞かないでほしい。

学ぶきっかけは教員からの課題や言葉だけでなく、日頃の家族や友達などとの何気ない会話からも得られる。

2、3人での学生グループでイベント（小旅行や飲み会でもよい）の幹事に立候補したり、資格試験（簡単なものでもよい）にチャレンジしたりしよう。

成功すればモチベーションが上がる。失敗してもメンタルが強くなり、どうしたら成功するか考えられるようになる。就活も同じだと思う。

大学は学ぶ場所。教員・職員、時には家族や友達を頼ってほしい。

物事を決めるときは外部組織の考え方や状況もよく調べておく必要がある。組織の中だけ（特に小さな組織の中だけ）を見て決めた結論は間違っていることも多い。また、短期的な見方で正解だと思ったことも、長期的に見れば間違いのこともある。大きな組織、長いスパンで考えることが重要（これは本学理事長上原 明先生から学んだ）。

仕事や探求はチームでするもの。

毎日の生活こそが探究である。

「學びて時に之を習う、亦（また）説（よろこ）ばしからずや」だ。

ぜひ一緒に、忍耐強く繰り返し学び、身につけたことを実践していこう。

第5章

研究について

「想像して創造していく能力」を身につけるのには若いうちの研究が重要である。研究室では、知識を増やすことも大切であるが、これから行う研究内容について計画するときも、研究を実際に行うときも、結果をまとめるときも、さらに考察するときも、いつも「考えること」が重要となる。

そういう意味では、学生時代の研究室での教員・先輩から教わることや、ときには後輩から聞かれることが、あとから考えてみると大変重要であることに気づく。

ここでは、専門である薬学研究に関して、私が行ってきたことを、一般の読者にもわかりやすいように書いてみようと思う。

1. 学生時代から学位取得までの研究

富山大学「薬剤学研究室」の当時のメインテーマは、「体の中のクスリの動き」を数学的に把握することであった。体の中のクスリの動きと薬理作用に関連する事項が当時の助手の故 掛見正郎先生や入学から修士まで一緒だった同級生片山和憲君のテーマだったが、私には「皮膚中のクスリの動き」を数学的に把握するテーマが与えられた。

話が専門的になるが、他の多くの教員・学生は、常微分方程式の解法をわかっていればなんとか実験結果の理論的な考察ができたのに、私のテーマだけは偏微分方程式がわからないと「クスリの皮膚の中の拡散現象」を正しく把握できなかった。工学部・工学研究科の学生が勉強するような「熱伝導」の解法についていろいろ調べることによって、ようやく自分のものにすることができた。

この「皮膚中のクスリの動き」に関する研究は、研究室を主宰されていた小泉 保教授がミシガン大学留学中に William I. Higuchi 先生（以下、ヒグチ先生）の指導の下で始めたものであったので、私はアメリカ留学（ミシガン大学とユタ大学）でヒグチ先生の下で再度同じような研究を行い、城西大学に戻ってからも「皮膚中のクスリの動き」の研究を継続することになった。

なお、城西大学薬学部「製剤学研究室」で助手として働き始めたときは、「アルブミン小球体」の薬物担体としての有効性を森本雍憲先生の指導下で行った。

これは、現在もよく取り上げられているドラッグデリバリーシステム（DDS）に関する研究のはしりになった。新型コロナ感染症に対するワクチンに使われるmRNAも脂質のカプセルに包まれている。考え方は同じだ。

あとで述べる日本DDS学会の前身であるDDS懇話会のメンバーとして研究発表をする機会もあり、この時は城西大学に赴任できるきっかけを作っていただいた京都大学の故 瀬崎 仁教授にもいろいろとご意見を頂戴した。大変光栄だった。

学生時代から学位取得までに、線型微分方程式、クスリの拡散理論、薬物動態学、物理薬剤学などを学んだ。基礎科学を学んでおいたので、今でも新しいことにチャレンジすることができるのだと思う。お世話になった先生方に感謝。

2. 城西大学講師、助教授時代の研究

ヒグチ先生の下では、クスリの経皮吸収を促進する添加剤であるエイゾン（Azone）を使って研究を行っていたが、先生のご厚意もあって、帰国後も同様の研究をスタートさせることができた。

この時期は、指導いただいた森本先生は当然であるが、のちに私の母校の出身教室の教授になった細谷健一君をはじめ、素晴らしい学生に囲まれて、研究は順調に進んだ。

もちろん、国家試験対策などの教育業務にも手を抜かなかった。自宅はキャンパスから徒歩圏内にあったので、朝から夜まで、時には日曜日も研究に明け暮れた。学生と議論するのは本当に楽しかった。

そのうち、クスリの経皮吸収を促進する研究だけでなく、皮膚を介するクスリの透過性一般についても研究することにした。

１９８５年には日本薬剤学会や日本ＤＤＳ学会などが発足したこともあり、研究発

表の場は以前より格段に広がっていった。日本が年ごとに成長しているような時代であった。米国や欧州でも発表の機会をいただいた。

論文の中でしか知らなかった先生方をじかに見ることができ、彼らの考えを直接聞くことができるのは、大変よい経験になった。

また、クスリだけでなく、皮膚を扱うなら化粧品の研究者が多い日本香粧品学会にも入ってほしいと重鎮の松本光男先生（当時は昭和薬科大学教授）から頼まれた。「クスリでないものを扱うのか」と感じ、最初は乗り気でなかったが、懸命に頑張っている大学研究者や化粧品業界の研究員などと話すうちに、これはこれで重要だと考えられるようになった。

日本香粧品学会への参加が、薬学の範囲を広くとる必要があると思える大変よいきっかけになった。これがなかったら、城西大学薬学部薬科学科の研究領域を設定することもできなかっただろう。

3. 研究室を主宰して

教授になって、新しく研究室を立ち上げることになった。いただいた研究室名は「臨床薬物動態学」。それまでの「製剤学教室」とは、研究内容も変える必要があった。

しかし、学生時代に配属していた「薬剤学研究室」の考え方や役割に近くなったと感じていた。

研究室名に「臨床」がついたため、病院薬剤師の先生方と連携した研究も行った。明治薬科大学におられた緒方宏泰教授の研究手法も勉強させてもらった。

また、日本香粧品学会で研究の幅を広げることができたので、次に日本動物実験代替法学会にも参加することにした。

当時、培養臓器の先駆けであった「3次元培養ヒト皮膚モデル」を使った研究を日本動物実験代替法学会で発表していった。

今思い出しても、この時期はいろんなことを始めたが、城西国際大学薬学部に異動した長谷川哲也博士（現在は教授）や、彼と入れ違いに研究室に合流した藤堂浩明博士（現在は准教授）の働きもあって、ほとんどすべてで成果を収めることができた。

また、この時期には今は佐賀大学化粧品科学共用実験講座に移転した徳留嘉寛先生も合流した。

なお、2006年に薬科学科を創設するときに、研究室名を「薬粧品動態制御学」という名前に変えた。クスリだけでなく化粧品についても研究したいと考えたからである。

薬粧品動態制御学で学んで、2006年以降に博士（薬科学）の学位を取得した研究者は、34名を数えた。

4. 数々の学会を開催して

私は、日本動物実験代替法学会、日本香粧品学会、日本薬剤学会などの既成学会の会長、副理事長、理事、監事、年次学会長などを歴任した。

大学とは違う形で、学協会が多くの方の協力や寄付によって成り立っていることを知ることだけでも素晴らしいことなので、後輩の先生方にもぜひ学協会などで活躍してほしい。

大学の中だけにいると、それこそ「井の中の蛙」になってしまう。

第1章8の「薬学教育へのチャレンジ」に示した「AP-PENの薬学教育に関するシンポジウム」、「医薬品、化粧品、栄養物質のシンポジウムInternational Conference on Nutraceutical and Cosmetic Sciences（ICNaCS）」などの国際シンポジウムの主催やシンポジストとしての参加も大学の国際化を進めるうえで大変役立った。

ICNaCSは、医薬品、化粧品、機能性食品の教育研究を行う城西大学薬学部薬科学科や大学院薬学研究科薬科学専攻の広報を兼ねて、私の呼びかけで始まった学会である。

さらに、「皮膚科学クラスターフォーラム」、日本薬剤学会傘下の「経皮製剤フォーカスグループシンポジウム」、「ヒアルロン酸研究会」などを主催したり参加したりすることで、自分たちの研究の深掘りに大変重要な役割を果たすことができた。

こういう小ぶりなイベントをやるときには、研究室の学生にも協力してもらったが、大変うれしかったことは、「先生の研究室の学生さんはてきぱきして、気も利いているので大変素晴らしい」とたびたび褒められることであった。

もちろん、お世辞ではなかった。彼らはそれぞれの役割を120%こなしていた。彼らもまたそのように外部の方に褒められることでますます成長していったものと思う。

実際、こういう時に大活躍した学生は、社会に出ても立派に働いている。

5. 現在の研究

城西大学薬学部では前述した藤堂浩明准教授に加えて板倉祥子助教が、そして城西国際大学薬学部では森 健二教授、押坂勇志助教、武井千弥助教などが、学生を巻き込んで教育研究に励んでいる（2021年10月からは竹内一成准教授が城西国際大学に合流）。

一連の研究については継続しているものが多く、専門的な説明が必要なものもあるので割愛することとし、ここでは急に思いついて行った最近の研究で、一般の読者にも聞いてほしいものをいくつか紹介する。

「リアップ」で有名な育毛を標榜するクスリがある。ミノキシジルというのが主薬だ。最近、このジェネリックがいくつか出てきた。ジェネリックであるから容器に入っているミノキシジル溶液の効果は変わらない。しかし、われわれが試験したところ容器形状が各社で異なっており、一回の使用量や各回の使用量が異なるものも認可されていたことが明らかになった。

ジェネリックでは、主薬が同じで製剤に違いがある。しかし、経口剤などの場合は、投与後の血中濃度などで比較するので、先発品とジェネリックの製剤全体の違いを比べることができていた。

しかし、この育毛剤の場合は、製剤が同じであっても容器特性が違えば、薬効が異なる。[19]

例えば、あるクスリを含有する点眼剤があったとする。その時に先発品とジェネリックの単位液量の内用液の薬効が一緒だとしても、点眼剤容器が異なっており、先発品が一回の点眼で0・3㎖落ちてくるのに対し、ジェネリックが0・1㎖しか落ちてこなかったら、当然薬効が変わる可能性がある。我々の研究では、そのようなことがミノキシジル育毛剤の容器の違いで見られたという結果が得られた。

研究論文は通常、英文にして投稿するが、これは日本国内に問題提起をしたかったため、邦文で投稿した。

COVID-19感染が広がってきた時、私も医療に関わる科学者として何かできないかと思っていたので、薬学部や看護学部の先生に、城西国際大学のHPに掲載する

COVID-19関連の記事を書いてもらった。もちろん、私も書いた。

そういう中で、感染から治癒過程を表現する「感染症数理疫学」という学問があることを知った。政府の専門家会議で、どの程度患者数が出るのかというシミュレーション結果もメディアで報告されていた。

論文などを読んだところ、この数式は、実はクスリの体内への吸収から体内からの消失過程を表現する「薬物動態学」と似たところがあった。ということは、薬剤師でも感染状況の予測ができるのではないかと思い、「感染症数理疫学」と「薬物動態学」の類似点と相違点と題した研究をしてみた。[20]

微分方程式などを扱っていた私は、ちょっと考えれば対応できることがわかった。これも現場の薬剤師に読んでもらいたいと思い、日本語で投稿した。

最終的には『薬剤学』に掲載されたが、最初は病院や薬局の薬剤師がよく読む『医療薬学誌』に掲載したいと思っていた。

しかし、『医療薬学誌』のレフリーは、「薬剤師は『薬物動態学』は不得意なので、この研究内容は本誌には向かない」と判断し、しっかり内容を見ずに返送してきた。

「薬物動態学」は、薬剤師養成コースの必修科目でもある。現場に長くいると、大学での重要教科も忘れてしまうのだろうか。薬剤師も医師や看護師などと同様、COVID-19感染拡大対策に何らかの寄与ができないかと思っていたので、しばらく茫然自失状態となった。

あれから1年近くたって一部修正したいと思うこともあるが、薬剤師だって「感染症数理疫学」を扱うことができると思ってほしかった。

多くの方は、クスリというと主薬のことをイメージするようだが、実際は製剤や医薬品容器も大変重要である。クスリの皮膚からの吸収促進に関しても製剤の力がもちろん重要である。

私の専門（現在の「製剤学」）は、新しい主薬を見いだすことより、容器や投与機器を含めた新規な医薬品製剤を創造することにある。最近では、マイクロニードルといった微小針や第3章3に示した美容機器も研究範囲に含まれる。主薬だけを考えるのではなく、総合的に新しい形のクスリについて考えるようにしている。

6. 次世代のクスリのかたち：クスリをインストールする

医療の世界において、AI診断やオンライン診療、「ダ・ヴィンチ」による遠隔手術、さらには皮膚、心臓などの人工臓器などが現実的になってくるに及んで、クスリのカタチや適用方法も、いつまでも「1日3回食後に2錠ずつ服用」などとはいかなくなると考えるようになった。

アーノルド・シュワルツネッガーが主演を務めた映画『ターミネーター・シリーズ』の第1作が公開されたのは1984年のことであったが、ヒト型AIというべきか、ヒト型ロボットいうべきかはわからないが、あの「T-800」がやってきた2029年はもうすぐである。その時の主薬は？ 製剤は？ 投与部位は？ 投与方法は？ このような近未来の医薬のことを、じっくり考える時間を持ってみるのもよいのではないか。

今世紀に入って、中分子量から高分子量のバイオ医薬が新薬開発の中心になってきた。それらには、遺伝子組換えおよび細胞培養技術によって生成された生理活性タンパク質およびペプチドが含まれる。

しかし、ほとんどのバイオ医薬は、経口投与しても消化管内で分解されるか、分解されなくても消化管から吸収されない。

また、バイオ医薬は一般に高価であり、患者に経済的負担をかけるだけでなく、医療保険制度にも悪影響を及ぼし始めている。加えて、ほとんどのバイオ医薬は医療従事者によって投与されるため、患者は薬物治療を受けるために頻繁に病院を訪れる必要がある。さらに、頻回投与ともなれば入院が必要になり、患者の労働時間確保はさらに難しくなる。

これらの問題を解決するには、低コストバイオ医薬、長時間有効型バイオ医薬、または自己投与型バイオ医薬、特に中分子からなるバイオ医薬の開発が有用である。すでに、一部のバイオ中分子医薬では、自己注射用製剤が開発されている。しかし、長期ケアが必要な乳幼患児や高齢患者にとっては、自己注射による投薬の管理が困難である。

経口製剤と自己注射以外に簡単に自己投与できる別の選択肢としては、経鼻や経肺投与製剤を除けば、経皮ドラッグデリバリーシステム（ＴＤＤＳ）の利用が考えられる。

ＴＤＤＳには、種々有用性がある一方で、高いバリアー能を示す角層が皮膚最上部に存在しているため、クスリの経皮送達速度は胃腸粘膜を介した吸収速度よりもはるかに低い。

このような背景から、最近、角層に微細孔を形成できるマイクロニードルが開発された。角層に微細孔を形成する方法には、その他、エレクトロポレーション（電気穿孔法）やサーマルポレーション（熱穿孔法）などの医療機器を用いる方法も試験されている。クスリの投与にこれら医療機器などを用いる方法は、皮膚組織をバイオ医薬品の投与部位として用いる可能性を拓いたといえる。すでに、高い皮膚透過促進能を有するイオントフォレシス（イオン導入）型製剤が実用化されている。

経口製剤の代表である錠剤やカプセル剤の開発によって、20世紀に医薬品は「服用する」ものとの概念が定着した。しかし、今世紀に入って主流になりつつある中分子・高分子からなるバイオ医薬品は、前述したように、経口剤ではなく注射剤がほとんどを占める。

注射剤はもとより「服用する」ものではなく「注射される」ものである。

しかし、原点に戻ってよく考えてみれば、注射剤は皮膚を投与部位とするものであるので、この点ではＴＤＤＳと同様である。すなわち、注射剤とＴＤＤＳには「注射される」ものと「貼付する」ものという違いがあるだけで、共に皮膚から投与される。

最近のＩＴ技術やＡＩ技術の進展には目を見張るものがある。新薬開発に対しても、これらの新規技術の応用で、新たな潮流を生み出す可能性があり、「貼る注射剤」の概念は新たな潮流の一助となりうる。

すでに、病気の診断に使用するものでは、いくつかのウエラブルデバイスが世に出ており、また、そのいくつかはインターネットとつながって、本人、介護者、ときには医師などの医療従事者にも臨床データを共有することが可能となった。ＩｏＴまたはＩｏＨといわれるものである。

これらのウエラブルデバイスは同じくウエラブルなＴＤＤＳと適用部位や形状が類似している。私はそのような着想を得て、近い将来はウエラブルデバイスをクスリにも応用することが可能となると考えている。

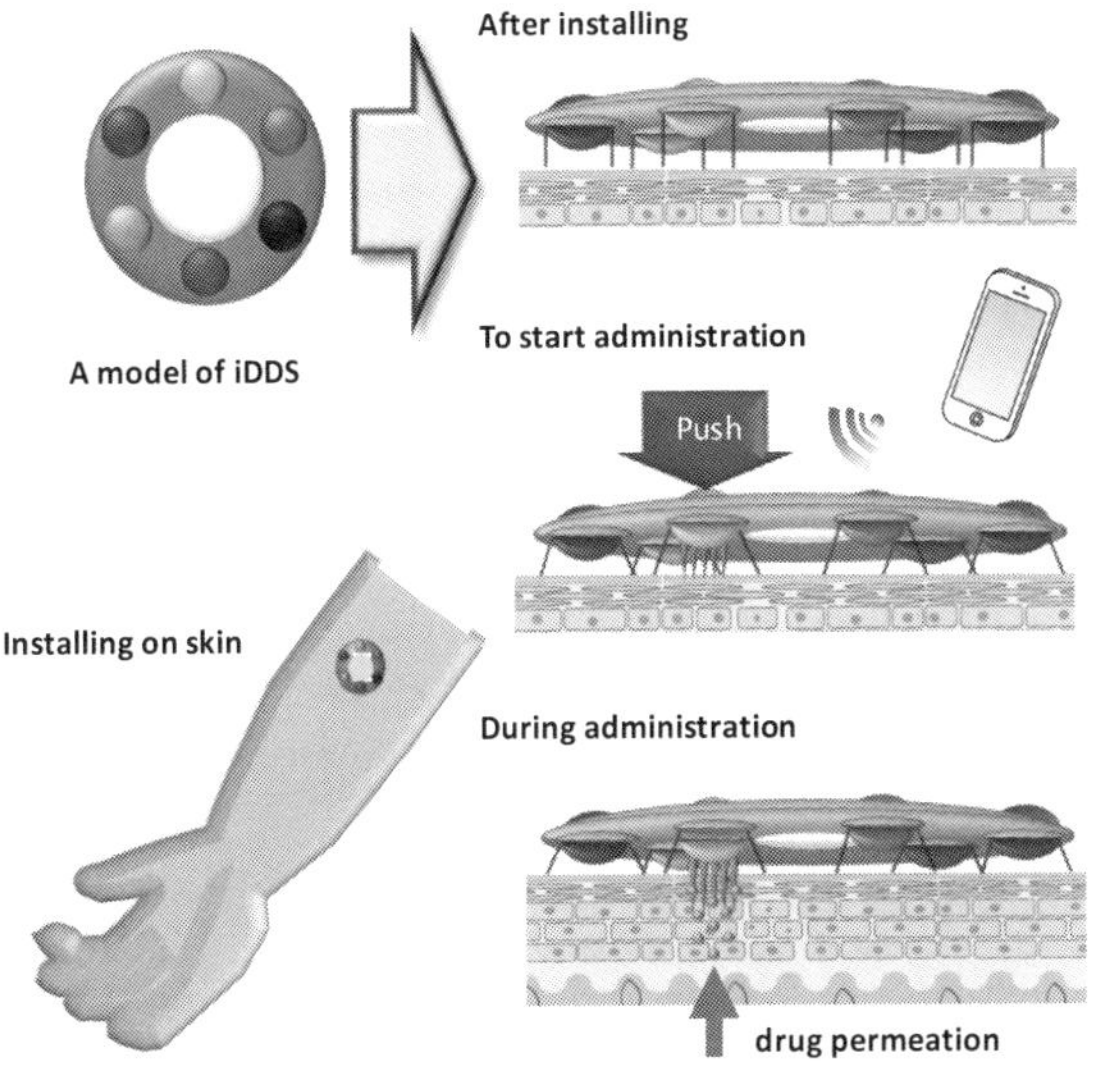

図 12　iDDS の概念図

この図では 6 種類のクスリをインストールしている。スマホなどで ON すれば、クスリが体内に吸収されていく。

このウエラブルデバイスは、インストール（装着）することが可能なドラッグデリバリーシステム（DDS）ということで、iDDSと名付けた。

図12にiDDSの概念図を示した。この図には、6種類のクスリを皮膚上にインストールしている（もちろん、皮膚中にインストールすることも可能）。患者（または治療者）は携帯端末などから「投与ON」とすれば、マイクロニードルなどのデバイスが動き始め薬液の注入を開始するというものである。

医療材料や再生医療が進み、私たちの身体には治療などを目的としてさまざまな人工材料が埋め込まれるようになった。

その例は、白内障用眼内レンズ、歯科用インプラント、ペースメーカー、人工骨・関節、バルーンカテーテル、人工血管など、多種多様存在する。また、多くの人々が利用しているものに、取り外しができるコンタクトレンズや入れ歯がある。

社会科学の分野でポストヒューマン（Posthuman）という用語が数年前に出てきた。[21)] ポストヒューマンは「その基本能力が現在のヒューマン（human）に比べて非常に優れていて、現代の感覚ではもはやヒューマンとは呼べないもの」と定義される。

おそらく脳は完全に人工のものかもしれない。

ポストヒューマンとヒューマンの中間にはトランスヒューマン（Transhuman）が存在すると考えられる。トランスヒューマンは「ヒューマンの限界を超えるものであるが、同時にヒューマンと認識されるもの」と定義される。こう考えると21世紀に生きる多くのヒューマンは、すでにトランスヒューマンになっていると考えられる。先ほどのターミネーターの主人公T‐800は、ポストヒューマンか、少なくともトランスヒューマンである。

私はトランスヒューマンに対しては、クスリもインストールするものと変わっていくのではないかと考えた。2、3日の小旅行でもクスリを携帯するのは骨が折れる。職場や学校で昼にクスリを服用するのも他者の目を気にすることがある。ましてや自己注射ではさらに気が引ける。

ターミネーターの主人公T‐800のようなトランスヒューマンなら、いくつかの常備薬をあらかじめインストールしておき、必要な時に必要な量だけ体内に注入するような「iDDS」を装着しているのではないかと考えた。

ちなみに、ターミネーターは1984年に配信されたが、ターミーネーターがやってきた時代背景は2029年、すなわち今から8年後である。

私たちの研究室では、現在、携帯電話でONとすれば、皮膚に貼付したイオン導入装置が動き出すプロトタイプについて試験している。もちろん、OFFとすれば、電圧負荷はなくなる。

iDDSが次世代の中分子創薬におけるDDSの一つになることを期待している。

第6章

人としての生き方

本書の最終章は、まったくもってひとさまにお話しできるような人間ではないことは重々承知しているが、「人としての生き方」という題にした。人のためになるモノを「想像」して「創造」していくためには、フラットな考え方や他者に対する思いやりのようなものが必要であると感じていた。そして、そのような時の他者や書籍との出会いは、凝り固まった考えを溶かすことが時々あった。

ここでは、私が大学教員としてまた薬学研究者として考え、苦悶している中で、思いがけずそのような「出会い」によって、考え方を修正したり大きく変えたりするきっかけになったことを書いてみることにした。

1.『Setsuko´s Secret』を読んで

私は、薬学博士をいただいた翌年の1982年にアメリカ留学を果たした。大学に入ってようやく熱心に勉強（探究）に取り組んだし、城西大学に移っても研究に懸命に励んだ。

しかし、高校までは田舎でののんびりとした生活をしていたために、いわゆる立派な大学を出た優秀な多くの研究者に「はるかに置いておかれているのではないか」という不安がいつも付きまとっていた。

そのような気持ちもあって、ポスドク（博士研究員）になることができる条件が整った時には、（3人目の子供がまだ生後1カ月であったが）城西大学を休職してアメリカで研究をする道を選んだ。富山大学でお世話になった恩師の小泉 保教授の推薦で、前章で紹介した、著名な薬学研究者ヒグチ先生の下で学ぶことになった。

ヒグチ先生はその時ミシガン大学におられたが、しばらくしてユタ大学に異動するので、ユタ大学に直接来るようにと言われた。しかし私は、ユタ大学だけでなく小泉教授が学んだミシガン大学も見たいと思い、産後の妻と相談し思い切ってミシガン大学に行くことにした（妻が亡くなってもうすぐ20年になろうとする。彼女がいなかったら決心ができなかった。感謝しかない）。

3カ月間ミシガン大学で学び、その後ミシガン州アンナーバーから車でインターステート80を通ってユタ州ソルトレークシティに移動した。3日半かかった。

ヒグチ先生は、日系2世である。奥様の名前はSetsukoさん（以下、セツコさん）。彼女も日系2世であった。

お二人は第二次世界大戦中にキャンプで出会ったと聞いていた。私は何度もその時の様子（どこのキャンプだったのか）やその後に結婚まで至った経緯、さらにはその後の日系人としての暮らしについて、特にセツコさんにお聞きしていたが、いつも適当にはぐらかされていた。この時は、なぜお話にならないのかはっきりした理由はわからなかった。

昨年、お二人の長女であるShirley Ann Higuchiさん（以下、シャーリーさん）が、『Setsuko's Secret: Heart Mountain and the Legacy of the Japanese American

Incarceration』[22]を上梓された。

日系米国人の第二次大戦中の強制収容のつらい経験が、戦後の収容者自身の人生に限りなく大きな影響を及ぼしたこと、また、彼らが米国社会で生きる際に、戦後生まれの子供たちにも少なからず影響を与えたことが、ようやく理解できた。ヒグチ先生、セツコさん、そしてその子供であるシャーリーさんたちの生き様が、手に取るようにわかった。彼らにとって、アメリカで生きることは、こんなにも大変なことだったのかと思う。

また、シャーリーさんが、母セツコさんの遺言であった「キャンプへの貢献」を見事に実行に移されたことに感激している。コロナ禍が終わったらぜひ、強制収容のあったワイオミングのHeart Mountainを訪れたいと思う。

日本人のアメリカ移民は19世紀末に始まり、現在の日系米国人は120万人いるといわれる。

第二次世界大戦時における日米間の対立と日系人の強制収容という悲劇についても前述した『Setsuko's Secret』に詳述されている。

また、戦後彼らがどのようにして困難を乗り越え、経済的社会的成功につなげたのかについても書かれている。

しかし、戦時のトラウマは強制収容された世代の子育てにも影響し、「3世effect」という言葉も出てきている。「アメリカに反逆することなく勤勉にかつ正直に生きろ」と言われて育ったということである。

詳細はぜひ原書を読んでほしい。移民ではない日本人も感激する内容であると思う。

現在、翻訳本を上梓したいと考えている。

残念ながら、セツコさんは2005年にお亡くなりになったが、ヒグチ先生は今も元気にソルトレークシティにおられる。

もう10年以上も前のことであるが、ブラジルのサンパルロ大学から日系3世の薬学部教授Telma Mary Kanekoさんが、城西大学の私の研究室に留学されたことがある。

城西国際大学には、日系ブラジル人の教員もおられる。ブラジルには20世紀初頭以降の100年間で26万人もの日本人が渡り、現在では200万人の日系人がいるといわれる。

アメリカやブラジルだけでなく、他国に渡った日本人も多いと思う。

グローバル化が進めばこのような多人種、多文化の人々が移動を重ね、結果として同じ地域でいろんな文化を持った人々が生活することはごく当然なことになろう。しかし、(日本しか知らない)日本人には、「多文化共生」の意味を理解するのに時間がかかるかもしれない。

「おもてなし精神」があるなら、自分(たち)と違うという理由だけで排除することにならないでもらいたいと考える。

薬剤師や、薬科大学・薬学部で学ぶ学生も、これからグローバル化がますます進むであろう「多文化共生社会」の中で仕事をしていく必要があるということを考えておいてほしいと思う。

2. 人としての生き方

学生には時々、「今、何を考えて勉強していけばよいか?」という疑問を投げかけることにしていた。

前述した書籍『Think CIVILITY』にも書かれているが、「礼節（無礼でないこと）の大切さ」を説くのである。

笑顔を絶やさないこと（明るいこと）、相手を尊重すること（思いやりを持つこと）、人の話に耳を傾けること（チームワークを大切にすること）が特に必要だ。

こういうことができてきた大学院生には、これらに加えて、与える人になろう（与えるものはモノだけではない）、研究成果を共有しよう（成果を独り占めしない）、ほめ上手になろう（相手を尊重することにも通じる）、フィードバック上手になろう（フィードバックとは目標達成に向けたアクションの軌道修正や動機づけのために行う教育・指摘・評価のこと。自己や他者による感想や評価をもとに実施される振り返りが重要である）、意識をみんなと共有しよう（相手を尊重し話し合って共有する意識を持とう）、そして、感情をコントロール（アンガー・マネジメント）しよう、と伝えている。

また、人として生きる力が以前にも増して重要になってきたが「人間形成カリキュラム」はありそうでないので、（仕方なく）工夫してみよう、と述べている。学校法人城西大学の建学の精神は「学問による人間形成」である。これは、勉学自体が目的ではなく、勉学を通じ人間として成長することである。

学生には、「学科、研究室、ゼミなどの小さい集団の中だけで生きていないか？」、医療系学部の学生にあっては「国試合格が最終目標になっていないか？」と問うている。

前のパートでも書いたが、多文化共生社会では、ダイバーシティ（多様性）とインクルージョンを理解することも重要だ。人は気が付くと似たような集団の中で生活してしまう。危険なのは、周りが同じことを言う友達ばかりとなる学生時代かもしれない。

世の中はグローバル化しているのに、多くの人は自国の、ある決まった地域でのみ生活をする。人は無意識に「楽な方」に行ってしまう。「似たような集団」は温床で、「楽な方」になる。グローバル化が進み、仕事や趣味も多様化してきたことから、大人になるほど周りは「自分とは違う人」で溢れてくる。

インクルージョンとはダイバーシティを受け入れ、一人ひとりの違いを価値あるものとして高く評価し、組織全体で包み込むように迎え入れ、個々の能力やスキル、経験、強みを最大限に活かすことのできる環境のことだろう。インクルージョンを実践できたら最高だ！

「自分が病気になったとき、優秀な医師に診てもらいたいか、はたまた思いやりのある医師に診てもらいたいか」という質問をよく目にする。

医師だけでなく薬剤師なども同様であろう。

『礼記』にも「礼節は仁の貌（ぼう）なり」という言葉がある。礼節は美徳の表現であるということか。

自戒も含め「礼節」を大事にする人間でありたいと思う。

3．地域や他分野・他領域の人との交流の必要性

薬学出身者、薬剤師に限ることではないが、人は地元の人々や他分野・他領域の人々との交流が大変重要である。

教員は大学キャンパスなどでは、普通、「○○先生」と呼ばれるが、学外で肩書を外して人と付き合い、「○○さん」と呼ばれるなかで、いろいろ意見を交わしたり雑談したりするのも大変重要だと感じる。地域の自治会の役員をすれば、住んでいるところにも多くの難題があることを知る。ヒエラルキーのないところで問題点を話し合い、みんなで解決をしていくのもよい経験になる。

第1章8で薬学関係の多領域をつなぐ「埼玉医療薬学懇話会」の発足について述べた。もちろん薬学を取りまく多領域での協働も重要であるが、もっと雑多な人々との触れ合いを通して、「自分たちの活動している世界は狭かったんだ」と感じることも重要である。

本章2「人としての生き方について」で示した多文化共生社会のインクルージョン

の必要性などは、それこそどの社会でも、また、大変小さな組織や領域においてもあてはまるのだ。

大学内では、そういう人と付き合えるチャンスは少ない。

しかしながら、城西大学薬学部で就職活動や就職についての考え方の手助けをするために行ったイベントでの貴重な経験は、深く記憶に残っている。

映画監督の田中光敏氏やイベントの総合司会を務めたバンブー竹内氏こと竹内靖夫氏との出会いである。

田中氏は『利休にたずねよ』、『サクラサク』、『天外者』などの監督だ。私が特に覚えているのは、このイベントで紹介された『海難１８９０』という映画である。

１９８５年、イラン・イラク戦争中、日本政府は危機的状況を理由に在イラン日本人の救出を断念したが、トルコ政府が救援機２機を派遣し、無事に彼らを帰国させたという出来事があった。

この背景には、１８９０年に和歌山県串本町沿岸で起こったエルトゥールル号沈没の大惨事の際、日本の地域住民が不眠不休で救助したことの返礼で行われたという史実がある。

日本とトルコの約100年にわたる絆がこの映画のメインテーマであったが、私が特に注目したのは、土地の人々から敬遠されていた竹中直人氏演じる飲んだくれの地元医師と夏川結衣氏が演じる遊女が、遭難者に対して示した「人間愛」であった。

明治期の日本の田舎にも、人としての正しい生き方を貫いた人々がいた。また、立派な国際間の絆や災害時のトリアージの考えがあったことに感激した。田中光敏氏とはその後も何度かお会いしているが、人としての生き方や考え方をいつも考えておられ、温かみを感じる。

また、専門外の私からいうのもはばかられるが、竹内靖夫氏には総合司会として、何人もの素人のコメンテーター相手に素晴らしい対応をしていただいた。

私が大学関係コメンテーターの一人として「ここではAさんにもう一度聞いてほしい」と思っていると、信号が伝わったかのように話をAさんに振る。また、「この部分はもう少し掘り下げないと聴衆の学生は理解しないだろうな」と思っていると、そのように進める。「私に話を振ってくるな」と思うときは、必ずマイクを向けられた。

竹内氏とも、その後数回お会いしたが、コミュニケーション力というのはこういうものかと感じた。

特に、初めてお会いする分野外の人との会話には、人間力が必要だと感じる。私は背伸びをせず、心を覗かれることがあっても構わないと思って話すことにしている。それこそ、100点を取らなくても60点取れれば満足、とゆったり構えるのがよいと思っている。いろんな方にお会いするうちに、自らも学ぶことができる。

地域や他分野・他領域の人々との交流を通じて、少しでも世の中のために働くことができれば、こんな素晴らしいことはない。

4. 感情をコントロールすること

「EQ（感情指数）」について書いてみよう。[23)]

これは知能指数を表す「IQ」とは、似ているようでちょっと違う。EQは、自分の感情をうまくコントロールできるかどうかを示す、いわば「心の知能指数」ともいわれる。

EQが高い人は、自分の感情を表現する語彙に富んでいる。はっきり言葉に示して感情についても説明できれば、相手も正しく対処してくれる。また、他人に好奇心を持つことで、EQは向上するといわれる。「どうしてあの人はこんなふうに言ったのだろうか」、「どうしてこの人はこんな行動をするのだろうか」と、他の人がどのように感じているかに興味関心を払うことが必要である。

うまくいかなければ、うまくいっている他者を見ることが重要。自分の感情や得意不得意についてよく理解することも重要。苦手なことをカバーしながら得意なことを伸ばしていけば、余計な感情に煩わされることもなくなる。そうなれば最高だ。

感情のコントロールが得意な人は、他の人の行動をじっくり観察しているといわれる。他者がどんな感情を持っているのかがわかれば、嘘を見抜くことさえできるようになるかもしれない。また、高いＥＱは、人を自信に溢れたオープンな人柄にしていくといわれる。そういう人に対してネガティブな感情をぶつけるのは難しい。

一方で、自分の望まないことやできないことを押し付けられそうになったときは、ＮＯと言える勇気が大切だ。しかし、断り方によっては空気を悪くしてしまうのも事実。相手を傷つけないようにＮＯと言えるのが、ＥＱの高い人の特徴ということ。

もちろん、私はまだまだ高いＥＱを持っているとはいえない。いつもどうしてよいかわからず悩む。

人は失敗する。しかし、失敗から大切な教訓を得たらそっと胸にしまい、次に進むことが大切だ。失敗をいつまでも引きずって後ろ向きでいるわけにもいかない。

学べることは学び、未来に活かすべき。つねに「与える人」となる。対価として何も得られなくても構わない、と思うことが大切である。人は何かを与えてくれる人には好意を持つし、自然と何かを返したいと思うもの。ずっとネガティブな気持ちを持っていると、ストレスを抱え続けることになる。身体を壊してしまっては元も子もない。嫌なことはすっきりと忘れてしまうことが重要。

人間である以上、完璧であるのは不可能。ときには失敗もする。完璧を目指せば目指すほど、そうなれない自分のことが嫌いになる。不完全さを受け入れることは、感情を安定させる源ということ。

ネガティブな気持ちや考えは、口にすればするほど力を増す。そんな感情が心に浮かんだとしても、なかったことにしていれば、そのうち自然に消えてなくなる。何を求め、何が嬉しいのかを決めることは他の誰にもできないはず。自分の基準をはっきりと持っていれば、他人に惑わされることなく、いつも安定した心持ちで過ごすことができる。

薬剤師もEQを高める講習会などに参加するとよいのかもしれない。

前にも述べたように、私はまだまだ不完全。感情をコントロールしようと頑張っているがうまくいかないことも多い。そういうときは、「不完全な自分もよし」と思うことにしている。

5. 想像して創造できるか

仕事をするとき、真面目にやることは当然であるが、仕事をしている時々にアイデアを出し、広げ、まとめていけるか（デザインすることとも考えられる）が重要である。また、正しい批判・批評の方法を身につけることも重要だ。この時、他者を批判・批評するのではなく、まず肯定すること、アサーティブ・コミュニケーションの技術を身につけること、中間目標を立てることが重要だ（これも私どもの学校法人の上原明理事長の受け売り！）。

創造（creation, creativity）は想像（imagination）から始まる。年を取って頭が固くなってくると、人は想像力がなくなってくる。若さは「アイデアの宝庫」だ。

現在は、変革の時代である。薬剤師や薬科大学・薬学部で学ぶ学生にも「想像する力」と「モノを創造する能力」が必要になってきている。知識だけでなく、いつも考えることを重要と思い、想像して創造していくことが、今まで以上に大切になってくるだろう。

おわりに

新しい社会Society 5.0やシンギュラリティ（技術的特異点）という言葉を借りなくても、現代の人類が大変大きな曲がり角に立たされていることが理解できよう。残念ながら、私たちの世代はこの大変革への対応に対しては少しの寄与しかできなくて、主にその警鐘を声高に叫ぶことが中心となろう。しかし、そのことを理解する本書の読者、特に若者たちが私たちの意思を引き継いでくれるものと思う。

「医療」と「介護」の問題は時代によってその様相を変えていくが、地球人口が増加の一途をたどり、先進国だけでなく途上国でも高齢化が進んでいるので、これらの問題が今まで以上に大変重要な課題になっていくことは明らかである。

そのことを考慮に入れれば、「薬学」がこれからも重要な役割を果たすことは間違いない。

しかし、薬学を勉強する者、薬剤師として活躍している者は、今まで通りという考え方や過ごし方はないことも理解してほしい。

10年後、20年後の「医療」と「介護」を想像しよう。

今までになかった新しい考え方やツールがどんどん世の中に出てくるに違いない。データサイエンスやAI、さらにはロボティクスの発展から世の中に出てくるものをただ単に待っているだけでなく、自らも「想像して創造」していく者になっていただきたい。

学びに終わりはない。学び続けて「想像して創造」し続けてほしい。

薬科大学・薬学部を卒業した薬剤師や技術者が、「想像して創造していく」ことにより、患者や生活者のみならず広くこの地球に過ごしているすべての人から、真に頼られる人材になることを祈念してペンを置きたい。

2021年11月

杉林　堅次

参考文献

1）兼松 顕, 山川 浩司 . 学位研究〔学位授与機構研究紀要〕, 第 7 号 , 1998.03.
2）https://www.nichiyaku.or.jp/activities/division/about.html
3）永井恒司 . 薬剤学, 73, 144-146, 2013.
4）https://medical.nikkeibp.co.jp/leaf/mem/pub/di/trend/202104/570069.html
5）https://www.mext.go.jp/component/a_menu/education/detail/__icsFiles/afieldfile/2015/02/12/1355030_04.pdf
6）https://www.mhlw.go.jp/stf/newpage_19059.html
7）Ray Kurzweil, The Singularity Is Near, New York, Viking Books, 2005.
8）Lynda Gratton, The Shift: The Future of Work is Already Here, New York, HarperCollons Business, 2011.
9）Lynda Gratton and Andrew Scott, The 100-Year Life: Living and Working in an Age of Longevity, London, Bloomsbury USA Academic, 2016.
10）https://www.onenationworkingtogether.org/working_lob/95
11）https://www.nikkei.com/article/DGXZQODZ303900Q0A131C2000000/
12）日本国際交流センター：『ランセット』日本特集号「国民皆保険達成から 50 年」http://www.jcie.or.jp/japan/csc/ghhs/lancetjapan/
13）http://economy.clair.or.jp/casestudy/inbound/864/
14）https://www.pref.saitama.lg.jp/kenko/iryo/yakuji/halal/index.html
15）https://www.mhlw.go.jp/stf/seisakunitsuite/bunya/syoudoku_00001.html
16）Think CIVILITY（シンク シビリティ）「礼儀正しさ」こそ最強の生存戦略である . クリスティーン・ポラス（著）, 夏目 大（翻訳）. 2019, 東洋経済新報社 .
17）岡本敏夫 , 山極隆 . 最新 情報の科学 新訂版 . 実教出版 , 2021.01.
18）岡本敏夫 , 山極隆 . 最新 社会と情報 新訂版 . 実教出版 , 2021.01.
19）藤堂浩明 , 斎藤美幸 , 鈴木宏宙 , 井上裕 , 高山幸三 , 杉林堅次 . 薬剤学 . 81, 111-120, 2021.
20）杉林堅次 , 森 健二 , 押坂勇志 , 武井千弥 , 藤堂浩明 , 板倉祥子 , 高山幸三 . 薬剤学 . 80, 322-329, 2020.
21）Rosi Braidotti, The Posthuman, Polity, 2013.06.
22）Shirley Ann Higuchi, Setsuko's Secret: Heart Mountain and the Legacy of the Japanese American Incarceration, The University of Wisconsin Press, 2020.
23）https://career.joi.media/tips/2020/04/03/19853/

《著者紹介》

杉林 堅次（すぎばやし・けんじ）

城西国際大学 学長・教授、城西大学 特任教授

1951年生まれ、滋賀県出身。富山大学大学院薬学研究科薬学専攻（修士課程）修了（薬学博士）。城西大学薬学部 助手、講師、助教授を経て、平成10年城西大学薬学部 教授。城西大学薬学部長・薬学研究科長、城西大学・城西国際大学 副学長を経て現職。薬や機能性化粧品成分の経皮吸収・製剤化研究に没頭。日本薬剤学会会長、日本香粧品学会副理事長などを歴任。原著論文：330報以上、出願特許：約50、総説：約150報。日本薬剤学会賞、Shukri Distinguished Keynote Lecture Award、日本動物実験代替法学会 功労賞、The AFPS Distinguished Scientist Award など受賞。Management and Science University（マレーシア）名誉博士。

評言社 MIL 新書 Vol.010

「想像」が「創造」を生む　薬学教育と薬剤師

2021年12月16日　初版　第1刷　発行

著　者　杉林 堅次
発行者　安田 喜根
発行所　株式会社 評言社
東京都千代田区神田小川町 2-3-13 M&C ビル 3F
（〒101-0052）
TEL 03-5280-2550（代表）　FAX 03-5280-2560
https://www.hyogensha.co.jp
企画制作　株式会社 エニイクリエイティブ
東京都新宿区四谷 1-3 望月ビル 3F（〒160-0004）
TEL 03-3350-4657（代表）http://www.anycr.com
印　刷　中央精版印刷 株式会社

ISBN978-4-8282-0728-5 C3247